Petra Kühhaas
Gerald E. Weissengruber

Der Larynx des Afrikanischen Elefanten

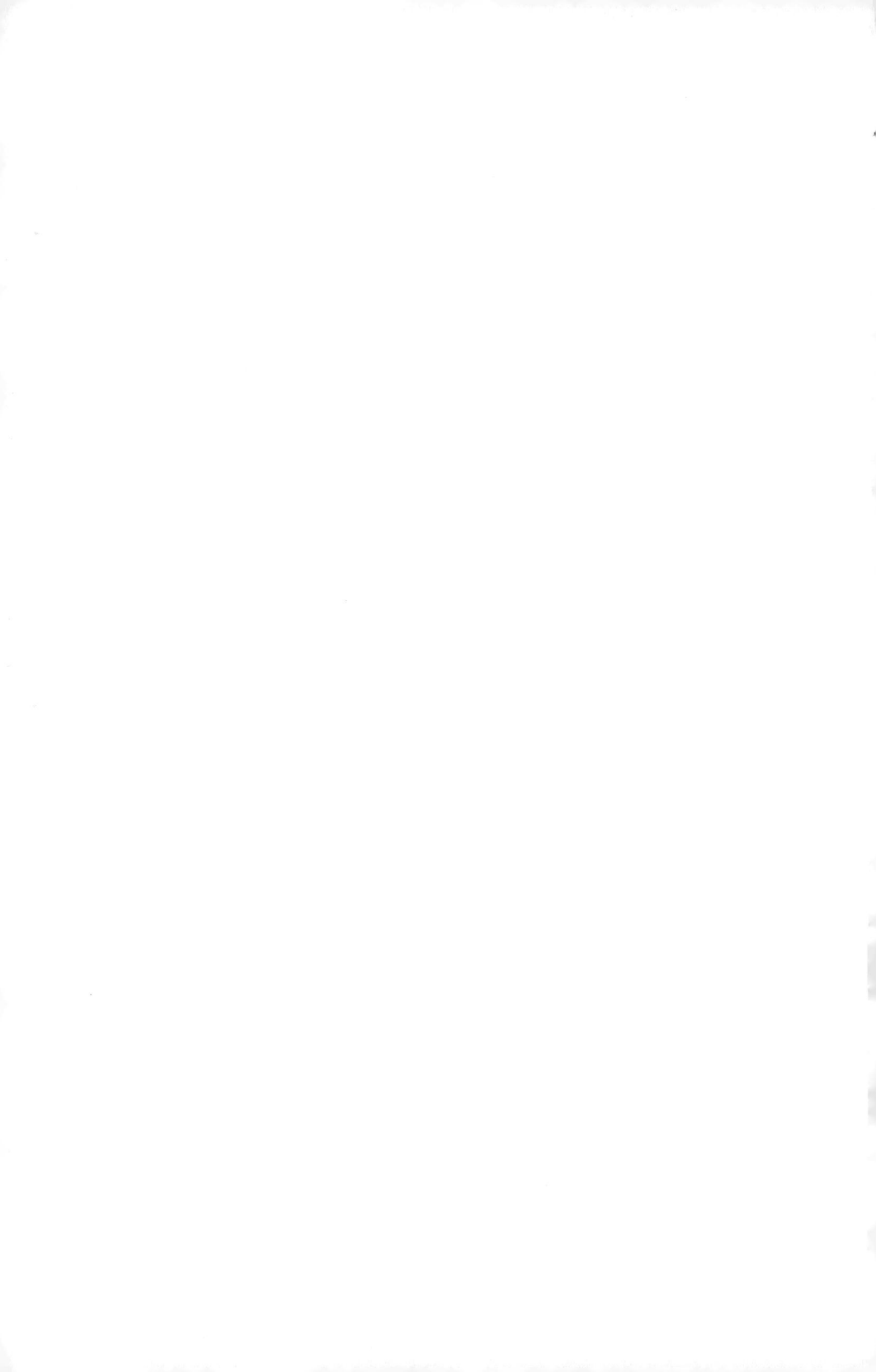

Petra Kühhaas
Gerald E. Weissengruber

Der Larynx des Afrikanischen Elefanten

Eine anatomische Studie

Südwestdeutscher Verlag für Hochschulschriften

Impressum/Imprint (nur für Deutschland/only for Germany)
Bibliografische Information der Deutschen Nationalbibliothek: Die Deutsche Nationalbibliothek verzeichnet diese Publikation in der Deutschen Nationalbibliografie; detaillierte bibliografische Daten sind im Internet über http://dnb.d-nb.de abrufbar.

Alle in diesem Buch genannten Marken und Produktnamen unterliegen warenzeichen-, marken- oder patentrechtlichem Schutz bzw. sind Warenzeichen oder eingetragene Warenzeichen der jeweiligen Inhaber. Die Wiedergabe von Marken, Produktnamen, Gebrauchsnamen, Handelsnamen, Warenbezeichnungen u.s.w. in diesem Werk berechtigt auch ohne besondere Kennzeichnung nicht zu der Annahme, dass solche Namen im Sinne der Warenzeichen- und Markenschutzgesetzgebung als frei zu betrachten wären und daher von jedermann benutzt werden dürften.

Verlag: Südwestdeutscher Verlag für Hochschulschriften GmbH & Co. KG
Dudweiler Landstr. 99, 66123 Saarbrücken, Deutschland
Telefon +49 681 37 20 271-1, Telefax +49 681 37 20 271-0
Email: info@svh-verlag.de

Zugl.: Wien, VU, Diss., 2011

Herstellung in Deutschland:
Schaltungsdienst Lange o.H.G., Berlin
Books on Demand GmbH, Norderstedt
Reha GmbH, Saarbrücken
Amazon Distribution GmbH, Leipzig
ISBN: 978-3-8381-2910-5

Imprint (only for USA, GB)
Bibliographic information published by the Deutsche Nationalbibliothek: The Deutsche Nationalbibliothek lists this publication in the Deutsche Nationalbibliografie; detailed bibliographic data are available in the Internet at http://dnb.d-nb.de.

Any brand names and product names mentioned in this book are subject to trademark, brand or patent protection and are trademarks or registered trademarks of their respective holders. The use of brand names, product names, common names, trade names, product descriptions etc. even without a particular marking in this works is in no way to be construed to mean that such names may be regarded as unrestricted in respect of trademark and brand protection legislation and could thus be used by anyone.

Publisher: Südwestdeutscher Verlag für Hochschulschriften GmbH & Co. KG
Dudweiler Landstr. 99, 66123 Saarbrücken, Germany
Phone +49 681 37 20 271-1, Fax +49 681 37 20 271-0
Email: info@svh-verlag.de

Printed in the U.S.A.
Printed in the U.K. by (see last page)
ISBN: 978-3-8381-2910-5

Copyright © 2011 by the author and Südwestdeutscher Verlag für Hochschulschriften GmbH & Co. KG and licensors
All rights reserved. Saarbrücken 2011

Inhaltsverzeichnis

1. Einleitung 1
2. Literaturübersicht 4
   2.1. Entwicklung des Larynx 4
   2.2. Vergleichende Anatomie des Larynx bei Haussäugetieren und Menschen 6
      2.2.1. Lage des Larynx 6
      2.2.2. Kehlkopfknorpel, Cartilagines laryngis 7
      2.2.3. Verbindungen der Kehlkopfknorpel 12
         2.2.3.1. Kehlkopfgelenke, Articulationes laryngis 13
         2.2.3.2. Kehlkopfbänder 14
      2.2.4 Muskeln des Kehlkopfes 18
         2.2.4.1 Eigenmuskeln des Kehlkopfs, Musculi laryngis 18
      2.2.5 Kehlkopfhöhle, Cavum laryngis 22
         2.2.5.1 Aditus laryngis 22
         2.2.5.2 Vestibulum laryngis 23
         2.2.5.3 Glottis 24
         2.2.5.4 Cavum infraglotticum 25
      2.2.6 Mikroskopische Anatomie der Stimmfalte des Menschen 25
      2.2.7 Phonation 26
   2.3. Larynx des Elefanten 28
      2.3.1. Kehlkopfknorpel 28
      2.3.2 Kehlkopfgelenke 31
      2.3.3 Muskulatur des Kehlkopfes 33
      2.3.4 Pars laryngea pharyngis und Aditus laryngis 34
      2.3.5 Vestibulum laryngis und Glottis 37
   2.4. Vokalisation des Afrikanischen Elefanten 38
3. Material und Methode 41
   3.1. Auswahl der Elefanten 41
   3.2. Anatomische Präparation der Larynges 41
   3.3. Messungen 42
   3.4. Computertomographische Dokumentation 47
   3.5. Histologische Untersuchungen 47
      3.5.1 Probenahme 47
      3.5.2. Fixierung der Proben 47

- 3.5.3. Entkalkung und Einbettung der Proben 47
- 3.5.4. Angewendete Färbungen 48
  - 3.5.4.1 Hämatoxylin-Eosin (HE)-Färbung 48
  - 3.5.4.2 Van Gieson Bindegewebsfärbung 48
  - 3.5.4.3 Resorcin-Fuchsin Färbung nach Weigert (1898) 49
  - 3.5.4.4 Safranin O Färbung nach Lillie (1954) 50

4. Ergebnisse 51

4.1 Makroskopisch-anatomische Darstellung des Larynx beim Afrikanischen Elefanten 51
- 4.1.1 Lage des Larynx 51
- 4.1.2 Cartilagines laryngis 52
- 4.1.3 Articulationes laryngis 56
- 4.1.4 Muskulatur 61
  - 4.1.4.1 Lange Zungenbeinmuskulatur 61
  - 4.1.4.2 Schlundkopfschnürer 61
  - 4.1.4.3 Eigenmuskulatur des Kehlkopfs 62
- 4.1.5 Cavum laryngis und Schleimhautbildungen 66
  - 4.1.5.1 Aditus laryngis 67
  - 4.1.5.2 Vestibulum laryngis und Glottis 69
  - 4.1.5.3 Cavum infraglotticum 73
- 4.1.6 Nervenversorgung 73
- 4.1.7 Messergebnisse 76
- 4.1.8 Computertomographische Aufnahmen 77
- 4.1.9 Ergebnisse der histologischen Untersuchungen 79

5. Diskussion 89

6. Literaturverzeichnis 98

1. Einleitung

Die Bedeutung des Wortes „Elefant" wird in der entsprechenden Literatur unterschiedlich erklärt. Im Duden Herkunftswörterbuch findet man hierzu zwei Definitionen. Einerseits wird der Begriff aus dem Althochdeutschen „elpfant", „elafant" aber auch „helfant" hergeleitet und in volksetymologische Verknüpfung mit dem Wort „helfen" gebracht – der Elefant als nützliches Arbeitstier. Andererseits gibt es die Theorie, dass der Elefant von den Germanen nach seinen elfenbeinernen Stoßzähnen benannt wurde. Die zu Grunde liegenden Formen lateinisch „elephantus" und griechisch „eléphas" weisen zurück auf ägyptisch „āb[u]" und koptisch „eb[o]u": „Elfenbein; Elefant", das zugleich Quelle ist für lateinisch „ebur" „Elfenbein" (DROSDOWSKI, 1989; Stichwort Elefant). SHOSHANI und SHOSHANI (1992) wiederum meinen, der englische Name „elephant" bedeute „huge arch" zu deutsch also in etwa „mächtiger Bogen" und leite sich von der griechischen Silbe „ele" für „arch" und dem lateinischen Ausdruck „phant" für „huge" ab.

Elefanten sind die größten Landbewohnenden Säugetiere und gehören der Ordnung der Rüsseltiere, Proboscidea, an, die ursprünglich alle Kontinente außer Australien und der Antarktis bewohnten (AHNE, 1985). Die frühesten Nachweise der Proboscidae finden sich in Afrika, der älteste dokumentierte Fund ist 55 Millionen Jahre alt und fällt damit in den Beginn des Eozänzeitalters (GHEERBRANT, 2009). Die Ordnung der Proboscidea besteht heute nur noch aus der Familie der Elephantidae. Die Familie der Elephantidae beinhaltet die Gattungen Elephas und Loxodonta (SHOSHANI und TASSY, 1992). Der einzige Vertreter der Gattung Elephas ist die Art Elephas maximus, deren Unterarten man in Elephas maximus sumatranus (Sumatra Elefant), Elephas maximus indicus (Asiatischer Elefant) und Elephas maximus maximus (Ceylon Elefant) unterteilt (AHNE, 1985; SHOSHANI und TASSY, 1992). Bis vor kurzem wurde Loxodonta africana, also „der" Afrikanische Elefant, als die einzige Art der Gattung Loxodonta angesehen und in die Unterarten Loxodonta africana (Savannenelefant) und Loxodonta cyclotis (Waldelefant) unterteilt. Rezenten morphologischen und genetischen Studien zu Folge können Savannen- und Waldelefant als zwei getrennte Arten betrachtet werden (GRUBB et al., 2000; ROCA et al., 2001), obwohl es weiterhin Anzeichen gibt, diese lediglich auf der Ebene von Unterarten zu trennen (SHOSHANI, 2005). Im Vergleich zum Afrikanischen Savannenelefant ist der Afrikanische Waldelefant kleiner, hat weniger gebogene und dünnere Stoßzähne, abgerundete Ohren sowie eine unterschiedliche Schädelmorphologie (GRUBB et al., 2000; SCHOPF, 2010). Obwohl sich die Lebensräume der beiden Arten überschneiden, bewohnt der Afrikanische Waldelefant eher die tropischen Wälder Afrikas, während man den Afrikanischen Savannenelefanten in Savanne, Buschfeld und nicht dicht bewaldeten Gegenden findet (GRUBB et al., 2000). Der Afrikanische Waldelefant ernährt sich auch von Früchten und kommuniziert mit niedriger frequenten Lauten als der Afrikanische Savannenelefant (GRUBB et al., 2000).

Elefanten besitzen besondere morphologische Merkmale wie Rüssel, Stoßzähne, eine sehr eigentümlich ausgebildete Pleura und einen gut entwickelten Geruchs-, Hör- und Tastsinn (ROCA und O'BRIEN, 2005). Darüber hinaus besitzen sie ein großes Gehirn, das Gedächtnis- und Lernleistung auf hoher Ebene und eine bemerkenswerte soziale Interaktion ermöglicht (ROCA und O'BRIEN, 2005). Afrikanische Elefanten verfügen zudem über ein komplexes Kommunikationssystem und hervorragende stimmliche Fähigkeiten, die sogar das Imitieren von Lauten ermöglichen (POOLE et al., 2005). Ca. neun verschiedene Lautäußerungen sind derzeit in der Literatur beschrieben (BERG, 1983; LEONG et al., 2003a; SOLTIS, 2009; STOEGER-HORWARTH et al., 2007). Afrikanische Elefanten können Laute in sehr niedrigen Frequenzbereichen produzieren, was eine Kommunikation über weite Distanzen ermöglicht (PAYNE et al., 1986).

Die Ziele der vorliegenden Arbeit sind:
- die Kehlkopfknorpel sowie deren Verbindung untereinander und die Muskeln des Larynx des Afrikanischen Elefanten makroskopisch-anatomisch darzustellen,
- die Schleimhautstrukturen der Wand sowie die Raumbildungen zu beschreiben,
- die Stimmfalten sowie die Vestibularfalten histologisch darzustellen
- und die Ergebnisse der Untersuchungen mit Daten aus der anatomischen Literatur zu diskutieren.

Die Hypothesen, die im Rahmen dieser Arbeit bestätigt oder verworfen werden sollen, sind:

1. Der M. thyroarytenoideus besteht beim Elefanten aus zwei Anteilen, dem M. vocalis und dem M. ventricularis.
2. Die Plica vestibularis und die Plica vocalis sind durch einen Ventriculus laryngis getrennt.
3. Ligamenta vocale und vestibulare sind vorhanden.

2. Literaturübersicht

Der Kehlkopf, Larynx, bildet den ersten Abschnitt der Atmungsorgane der Säugetiere und verbindet den Pharynx mit der Trachea (KÖNIG und LIEBICH, 2005; SALOMON et al., 2005). Er garantiert eine unabhängige Funktion von Luft- und Speiseröhre, enthält außerdem den Stimmapparat und ist daher für die Lauterzeugung und für die Entwicklung einer „Sprache" essentiell (SCHNEIDER, 1964). Er stellt sich als mehr oder weniger starrwandige Röhre dar, die aus mehreren Knorpeln gebildet wird und ist beim Schluckakt zum Schutz des so genannten „unteren" Atemweges verschließbar (NICKEL, 2002; SCHNEIDER, 1964). Das Grundgerüst des Larynx bilden die Kehlkopfknorpel, die durch Gelenke und Bänder miteinander, aber auch rostral mit den Knorpeln des Zungenbeines bzw. caudal mit den Trachealspangen verbunden sind. Durch kehlkopfeigene und benachbarte quergestreifte Muskeln können die Knorpel sowohl in ihrer Gesamtheit als auch einzeln bewegt werden (DYCE et al., 1991; KÖNIG und LIEBICH, 2005; NICKEL et al., 2001). Die epitheliale Wandauskleidung des Larynx ist tierartlich und funktionsbedingt in den einzelnen Abschnitten unterschiedlich ausgebildet (LIEBICH, 1993). Bei allen Tierarten bedeckt eine unverhornte kutane Schleimhaut den Kehldeckel, das Vestibulum laryngis und die Ränder der Stimmbänder. Beim Schwein und den Fleischfressern sind auch die seitlichen Kehlkopftaschen mit einem mehrschichtigen Plattenepithel ausgekleidet. Beim Pferd hingegen findet man hier mehrreihiges Flimmerepithel. Die inneren Oberflächen des Kehlkopfes caudal der Stimmfalten weisen bei allen Tierarten ein respiratorisches Epithel auf, das sich bis in die Broncheoli der Lunge erstreckt (LIEBICH, 1993).

2.1 Entwicklung des Larynx

Der Larynx entwickelte sich zu einer Zeit, als sich die Atmungsorgane der Wirbeltiere von Kiemen hin zu Lungen verändert haben (NEGUS, 1949). Demnach besitzen bereits Lungenfische einen „Larynx". Dieser besteht aus einer Knorpelplatte, die aus der Wirbelsäule stammt. Im Laufe der phylogenetischen Entwicklung wurde mit zunehmender Muskelaktivität ein dynamischeres System benötigt, um einen weiten

Zugang zu den Lungen zu ermöglichen (NEGUS, 1949). Es entstanden bilaterale, bewegliche Knorpel, die seitlich entlang des Luftweges angeordnet waren. Sphinktermuskeln legten sich um diese lateralen Knorpel, um den Eingang zu den Lungen verschließen zu können. Später formten sich diese Knorpel in eine Cartilago cricoidea um, die mit den Cartilagines arytenoideae an ihrer dorsalen Fläche artikulierte. In einer Weiterentwicklung bildete sich eine schützende Cartilago thyroidea aus, die mit dem Cricoid gelenkig verbunden war (NEGUS, 1949).

Sowohl bei den Haussäugetieren als auch beim Menschen entwickelt sich der Larynx aus dem Endoderm des cranialen Teiles des Laryngotrachealtubus und aus dem Mesenchym des 3., 4. und 5. Kiemenbogens (KUTTA et al., 2007; POHUNEK, 2004; SCHNORR und KRESSIN, 2006). Im Bereich des Vorderdarms senkt sich die Laryngotrachealrinne ein. Die seitlichen, mesenchymalen Wülste dieser Rinne bilden das „Septum oesophagotracheale", das die Anlage für die Lunge, Trachea und Kehlkopf von der Ösophagusanlage trennt (SINOWATZ, 1991). Aus dem Rudiment des 5. Kiemenbogens entstehen zunächst die seitlichen Arytenoidwülste. Cranial davon bildet sich der unpaare Epiglottiswulst, der als caudaler Teil der Eminentia hypobranchialis vom 3. und 4. Kiemenbogen abstammt. Aus diesen drei Erhebungen entwickeln sich die gleichnamigen Knorpel, die den Aditus laryngis begrenzen (SCHNORR und KRESSIN, 2006). Der Schildknorpel bildet sich aus dem 4. Kiemenbogen und der Ringknorpel aus dem Mesenchym der ersten Trachealspange (SCHNORR und KRESSIN, 2006; SINOWATZ, 1991). Innerhalb des Kehlkopfes entstehen beidseits nach lateral gerichtete Taschen, die von zwei Schleimhautfalten begrenzt werden. Die craniale Falte wird zur Vestibularfalte, die caudale zur Stimmfalte (SCHNORR und KRESSIN, 2006). Im Mesenchym der Stimmfalte differenzieren sich der M. vocalis und die elastischen Elemente des Stimmbandes. Die Ligg. vocalia verbinden sich in der Folge mit dem Processus vocalis des Aryknorpels. Der Epiglottiswulst schließt zunächst unmittelbar an die Zungenanlage an, wächst aber dann nach caudal, während sich die Zunge rostral und dorsal aufwölbt (SINOWATZ, 1991). Dabei entstehen zwischen der Epiglottis und dem Zungengrund Gruben, so genannte Valleculae, und die Plicae glossoepiglotticae (STARCK, 1975). Der mittlere Anteil des Epiglottiswulsts wird zum Kehldeckel, seine seitlichen Portionen bilden die Plicae aryepiglotticae. Sehr spät differenziert sich erst Knorpelgewebe in Form von Sekundärknorpel (SINOWATZ, 1991). Die Herkunft der Larynxmuskulatur aus dem Mesenchym des vierten und sechsten Kiemenbogens bestimmt ihre Innervation durch den zehnten Gehirnnerv, den N. vagus. Der N. laryngeus superior kommt aus dem vierten Kiemenbogen, während der N. laryngeus recurrens dem sechsten Kiemenbogen entstammt (POHUNEK, 2004, SINOWATZ, 1991). Die Differenzierung der Larynxschleimhaut findet hauptsächlich nach der Geburt statt. Die Epiglottis ist ursprünglich mit Zylinderepithel bedeckt, wird jedoch stellenweise von Plattenepithel ersetzt, was eine Reaktion auf das Schlucken von Nahrung darstellt (POHUNEK, 2004).

2. 2 Vergleichende Anatomie des Larynx bei Haussäugetieren und Menschen

2.2.1 Lage des Larynx

Bei fast allen adulten Landsäugetieren ist der Larynx im oberen Halsbereich lokalisiert und erstreckt sich vom Basiokzipitale bzw. dem ersten Halswirbel bis hin zum 3. oder 4. Halswirbel (HARRISON, 1995). Er ist über das Zungenbein mit dem Processus mastoideus des Schläfenbeins beweglich verbunden und an der Pharynxwand befestigt. Dorsal wird er vom Anfangsabschnitt der Speiseröhre bedeckt, seine Fortsetzung bildet die Luftröhre (ELLENBERGER und BAUM, 1943). Bei einigen Felidenspezies, nämlich den Löwen (Panthera leo), Tigern (Panthera tigris), Jaguaren (Panthera onca), Leoparden (Panthera pardus) und Schneeleoparden (Uncia uncia) ist nachgewiesen, dass der Larynx im Laufe seiner postnatalen Entwicklung seine Lage von rostral nach caudal ändert (WEISSENGRUBER et al., 2002). Der Larynx liegt beim adulten Löwen, Tiger und Jaguar sehr weit caudal im Halsbereich bzw. bereits im Bereich der Apertura thoracis cranialis. Die Pharynxwand und der weiche Gaumen der genannten Spezies sind ebenfalls caudal verlängert, so dass das caudale Ende des weichen Gaumens dorsal der Glottis zu liegen kommt. Rot- (Cervus elaphus) und Damhirsche (Cervus dama) können bei bestimmten Lautäußerungen den Larynx weit nach caudal bzw. bis zum Brusteingang verlagern (FITCH und REBY, 2001; McELLIGOTT et al., 2006). Dies dient vermutlich der Verlängerung des Vokaltraktes und führt zu einer Erniedrigung der Formantfrequenzen, was direkten Einfluss auf die akustischen Eigenschaften gewisser Lautäußerungen hat (FITCH und REBY, 2001; McELLIGOTT et al., 2006).

Der menschliche Larynx ist bei der Geburt in vergleichbarer Höhe wie bei anderen Säugetieren positioniert, steigt jedoch postnatal graduell ab und erreicht seine endgültige Lage noch während der Kindheit (ROCHE und BARKLA, 1965; SASAKI et al., 1977; MAGRIPLES und LAITMAN, 1987; WOLFSON und LAITMAN, 1990; FLÜGEL und ROHEN, 1991; FITCH und GIEDD, 1999; LIEBERMAN et al., 2001). Daraus folgt, dass der Larynx von erwachsenen Menschen tiefer (weiter caudal) liegt als bei den meisten Mammalia, bei denen dieser Abstieg - von den oben erwähnten Ausnahmen abgesehen - nicht stattfindet (NEGUS, 1949; LAITMAN und REIDENBERG, 1993; STARCK, 1979; WIND, 1970). Der Larynx des adulten Menschen befindet sich zwischen dem vierten und dem sechsten Halswirbel, wobei die Lage bei Frau und Mann geringgradig differiert (NEGUS, 1949). Der Oberrand des Kehlkopfes beim Mann liegt bei mittlerer Kehlkopfstellung und aufrechter, nach vorn blickender Kopfhaltung in Höhe des 5. Halswirbels, der Übergang von Larynx in Trachea befindet sich in Höhe des 6. - 7. Halswirbels. Der Larynx der Frau befindet sich etwa um ein halbe Wirbelhöhe höher (RAUBER und KOPSCH, 1987). Beim Mann kommt es während der Pubertät zu einem weiteren Abstieg, wodurch dessen Vokaltrakt verlängert wird (GOLDSTEIN, 1980; FITCH und GIEDD, 1999). Die tiefe Position des Larynx und die ausgeprägte Zungenmobilität ermöglicht es den Menschen, Sprachlaute zu produzieren (BECKMAN et al., 1995; BORDEN et al., 1994; Du BRUL, 1976; LIEBERMAN, 1984; LIEBERMAN et al., 1992).

2.2.2 Kehlkopfknorpel, Cartilagines laryngis

Das Larynxskelett besteht aus vier großen, konstant vorkommenden Kehlkopfknorpeln, Cartilagines laryngis. Daneben können noch kleinere Sesamknorpel auftreten (SALOMON et al., 2005). Der Kehldeckel, die Epiglottis, verschließt den Kehlkopf beim Abschlucken und besteht aus dem elastischen Kehldeckel- bzw. Schließknorpel, der Cartilago epiglottica. Die Kehlkopfhöhle wird ventral und lateral vom Schildknorpel, Cartilago thyroidea, und caudal vom Ringknorpel, Cartilago cricoidea, begrenzt. Die beiden Stellknorpel, Cartilagines arytenoideae, aufgrund ihrer Form auch Gießkannenknorpel genannt, formen ein bewegliches Dach (NICKEL und WILKENS, 1987). Größe und Form der Gießkannenknorpel hängt nach HARRISON (1995) von der Art der Nahrung ab. Der Ring- und der Schildknorpel sowie ein Großteil der Stellknorpel bestehen aus hyalinem Knorpelgewebe (NICKEL und WILKENS, 1987).

Schildknorpel, Cartilago thyroidea

Der Schildknorpel, die Cartilago thyroidea, ist der größte Knorpel des Larynxskeletts und umschließt alle anderen Kehlkopfknorpel mit Ausnahme der Epiglottis ventral und seitlich wie ein Schild (NICKEL und WILKENS, 1987; SALOMON et al., 2005). Er besteht aus zwei Seitenplatten, Laminae dextra et sinistra, die durch eine schräge, leistenartige Knorpelverdickung, Linea bzw. Crista obliqua, in zwei Flächen unterteilt wird. Hier inserieren die Mm. sternothyroideus und thyrohyoideus (DYCE et al., 1991; NICKEL und WILKENS, 1987, RAUBER und KOPSCH, 1987). Beim Larynx des Menschen findet man am oberen und unteren Ende der Linea obliqua je einen kleinen Höcker, Tuberculum thyroideum superius und inferius (FANGHÄNEL et al., 1993, RAUBER und KOPSCH, 1987). Die beiden Schildknorpelplatten sind ventral in unterschiedlichem Ausmaß miteinander verschmolzen, sodass der Schildknorpel median auf der Ventralseite je nach Tierart unterschiedlich von rostral bzw. caudal oder auch aus beiden Richtungen tief eingeschnitten erscheint (ELLENBERGER und BAUM, 1943). Diese Einschnitte werden als Incisurae thyroideae rostralis et caudalis bezeichnet (DYCE et al., 1991; ELLENBERGER und BAUM, 1943; KÖNIG und LIEBICH, 2005; NAV, 2005; NICKEL und WILKENS, 1987, SALOMON et al., 2005; SCHALLER, 2007). Eine nennenswerte rostrale Incisur findet man bei einigen Primaten, bei den Haussäugetieren weist nur der Wiederkäuer eine seichte Incisura thyroidea rostralis auf (ELLENBERGER und BAUM, 1943; NICKEL et al., 2001; SCHNEIDER, 1964). Die Incisura thyroidea caudalis ist bei Pferd (ELLENBERGER und BAUM, 1943; NICKEL et al., 2001; SALOMON et al., 2005) und Katze (NICKEL et al., 2001) sehr tief ausgebildet, bei Hund und

Wiederkäuer hingegen nur schwach angedeutet und fehlt beim Schwein überhaupt (ELLENBERGER und BAUM, 1943; NICKEL und WILKENS, 1987). Beim Menschen ist am oberen Rand des Schildknorpels eine tiefe Incisura thyroidea superior vorhanden, der untere Rand ist nur schwach zur Incisura thyroidea inferior eingekerbt (ELLENBERGER und BAUM, 1943; FANGHÄNEL et al., 1993; RAUBER und KOPSCH, 1987). Die beiden Laminae sind rostral in der Medianebene beim Mann annähernd im rechten Winkel miteinander verbunden, bei der Frau ist der Winkel zumeist größer (etwa 120 Grad). Aufgrund der Neigung der beiden Laminae ist die Kante dieses Winkels nach vorne oben gerichtet und ihr oberes Ende, die Prominentia laryngea, ist beim Mann als „Adamsapfel" tastbar (RAUBER und KOPSCH, 1987). Bei Hund, Wiederkäuer und bei älteren Schweinen beschreiben NICKEL und WILKENS (1987) den so genannten Kehlkopfwulst median an der Ventralfläche des Schildknorpels, halten ihn jedoch nicht für homolog mit der Prominentia laryngea des Mannes. SALOMON (2005) bezeichnet eine Verdickung an der Ventralseite des Schildkörpers als Prominentia laryngea, die aber weniger ausgebildet als der „Adamsapfel" des Mannes sei. Von den Seitenplatten geht bei den Haussäugtieren im dorsalen Bereich nach cranial und caudal ein Fortsatz ab, das Cornu rostrale bzw. caudale (DYCE et al., 1991; NICKEL und WILKENS, 1987; SALOMON et al., 2005). ELLENBERGER und BAUM (1943) bezeichnen das rostrale Horn als „Cornu orale". Das Cornu rostrale ist beim Schwein nicht ausgebildet (ELLENBERGER und BAUM, 1943; NICKEL und WILKENS, 1987; SALOMON et al., 2005). Beim Menschen spricht man von einem Cornu superius bzw. inferius, wobei das obere Horn länger als das untere ist (RAUBER und KOPSCH, 1987). Unmittelbar ventral des Cornu rostrale findet man bei den Haussäugetieren mit Ausnahme des Schweins die Fissura thyroidea, die bei Pferd und Wiederkäuer rostral mit Bandmassen überbrückt ist (NICKEL und WILKENS, 1987; SALOMON et al., 2005). Durch das am Grund der Fissura thyroidea liegende Schildknorpelloch, Foramen thyroideum, treten die sensiblen Fasern des Nervus laryngeus cranialis in die Schleimhaut des Larynx (NICKEL und WILKENS, 1987).

Ringknorpel, Cartilago cricoidea

Caudal vom Schildknorpel liegt der Ringknorpel, Cartilago cricoidea, der die Gestalt eines Siegelrings aufweist (ELLENBERGER und BAUM, 1943; KÖNIG und LIEBICH, 2005; NICKEL und WILKENS, 1987; RAUBER und KOPSCH, 1987; SALOMON et al., 2005). Bei der Mehrzahl der Säugetiere ist seine Form der des Ringknorpels des Menschen ähnlich (HARRISON, 1995). Er setzt sich aus einem schmalen seitlichen und ventralen Teil, dem Ringknorpelreif, Arcus cartilaginis cricoideus und der breiten dorsalen Ringknorpelplatte, Lamina cartilaginis cricoidea zusammen (ELLENBERGER und BAUM, 1943; NAV, 2005; NICKEL und WILKENS, 1987; SALOMON et al., 2005; SCHALLER, 2007). Der Ringknorpelreif verschmälert sich ventral stark, eine rinnenförmige Vertiefung an seinen Außenflächen dient dem M. cricothyroidus als Ansatzfläche (NICKEL und WILKENS, 1987). Median auf der Ringknorpelplatte befindet sich eine Leiste, Crista mediana (NAV, 2005; NICKEL und WILKENS, 1987; RAUBER und KOPSCH, 1987; SALOMON et al., 2005; SCHALLER, 2007), ELLENBERGER und BAUM (1943) bezeichnen sie als Processus muscularis. Rostral an der Lamina liegt beiderseits die Artikulationsfläche mit den Stellknorpeln, Facies articularis arytenoidea (NAV, 2005; NICKEL und WILKENS, 1987; RAUBER und KOPSCH, 1987; SCHALLER, 2007). Die Facies articularis thyroidea dient der Verbindung mit den Caudalhörnern des Schildknorpels und befindet sich am Übergang zwischen Ringknorpelplatte und –reif (NICKEL und WILKENS, 1987; SALOMON et al., 2005). Da beim Wiederkäuer kein echtes Gelenk, sondern eine bindegewebige Verbindung besteht, ist hier nur eine angeraute Fläche ausgebildet (NICKEL und WILKENS ,1987).

Stellknorpel, Gießkannenknorpel, Aryknorpel, Cartilago arytenoidea

Die paarigen Cartilagines arytenoideae (Gießkannenknorpel) sind von zentraler Bedeutung für die Funktion des Kehlkopfes, da sie den dorsalen Teil der Glottis unterstützen und an ihnen die gesamte innere Kehlkopfmuskulatur ansetzt (SCHNEIDER, 1964). Durch die ansetzende Muskulatur werden sie bei der Atmung und bei der Stimmbildung in ihrer Stellung verändert. Dies hat auch Einfluss auf die Position bzw. die Spannung der Stimmfalten (NICKEL und WILKENS, 1987; SALOMON et al., 2005). Die Form der Aryknorpel ähnelt nach ELLENBERGER und

BAUM (1943), NICKEL und WILKENS (1987) und SCHNEIDER (1964) der einer dreiseitigen Pyramide, deren Basis der Lamina cartilaginis cricoideae aufsitzt. SALOMON et al. (2005) sehen sie als unregelmäßig geformt an, KÖNIG und LIEBICH (2005) bezeichnen ihre Form als dreieckig, wobei die Spitze nach ventral gerichtet ist. Lateral von der Basis der Stellknorpel geht der Processus muscularis ab, ventral läuft die Basis zum Stimmbandfortsatz, Processus vocalis, aus (ELLENBERGER und BAUM, 1943; NICKEL et al., 2001; RAUBER und KOPSCH, 1987; SALOMON et al., 2005; SCHNEIDER, 1964). An der Spitze der Aryknorpel, Apex cartilaginis arytenoideae befindet sich ein Fortsatz, der Processus corniculatus, der bei der Katze fehlt (NICKEL und WILKENS, 1987; SALOMON et al., 2005). Er wird auch als „Santorini"-Knorpel bezeichnet (ELLENBERGER und BAUM, 1943). Die Stellknorpel des Menschen haben ebenfalls die ungefähre Form einer dreiseitigen Pyramide (RAUBER und KOPSCH, 1987). Ihre Ventralfläche wird durch die Crista arcuata in die untere Fovea oblonga, die mittlere Fovea triangularis und die nach hinten gebogene Spitze, Apex unterteilt (FANGHÄNEL et al., 1993). Deren Verlängerung trägt die kleine elastische Cartilago corniculata (Santorini) (FANGHÄNEL et al., 1993; RAUBER und KOPSCH, 1987). Eine Crista arcuata ist nach SCHALLER (2005) auch bei den Haussäugetieren vorhanden und trennt die Facies lateralis von der Facies dorsalis. ELLENBERGER und BAUM (1943) bezeichnen hingegen den Processus muscularis als Crista arcuata. Bei Hund und Schwein ist median zwischen den Aryknorpeln außerdem ein kleiner Zwischenknorpel, die Cartilago interarytenoidea ausgebildet (NICKEL und WILKENS, 1987). Der Hund besitzt darüber hinaus noch einen Processus cuneiformis (Keilknorpel), der an die Spitze des Aryknorpels angeheftet ist und der die Plica aryepiglottica „stabilisiert" (NICKEL und WILKENS, 1987; SALOMON et al., 2005). Eine Cartilago cuneiformis (Wrisbergi) wird auch beim Menschen beschrieben (RAUBER und KOPSCH, 1987). Die Gelenkfläche zum Ringknorpel, Facies articularis, liegt als Vertiefung medial am caudodorsalen Ende der Stellknorpelbasis (NICKEL und WILKENS, 1987; SALOMON et al., 2005).

Kehldeckelknorpel, Schließknorpel, Cartilago epiglottica

Der Kehldeckelknorpel, Cartilago epiglottica, bildet die Grundlage des Kehldeckels, Epiglottis, der beim Schluckakt den Eingang zum Larynx verschließt. Der Kehldeckelknorpel wird deshalb auch als Schließknorpel bezeichnet (ELLENBERGER und BAUM, 1943; NICKEL und WILKENS, 1987; SALOMON et al., 2005). Er ist mit dem Schildknorpel über den nach caudal gerichteten Stiel, Petiolus epiglottidis, verbunden (KÖNIG und LIEBICH, 2005; NAV, 2005; NICKEL und WILKENS, 1987; SALOMON et al., 2005). Nach ELLENBERGER und BAUM (1943) ist der Petiolus nur bei Mensch, Hund und Katze ausgebildet. Beim Pferd findet man außerdem seitlich am Stiel der Epiglottis einen Processus cuneiformis, der die Plica vestibularis stützt (KÖNIG und LIEBICH, 2005; NAV, 2005; NICKEL und WILKENS, 1987; SALOMON et al., 2005; SCHALLER, 2007). ELLENBERGER und BAUM (1943) bezeichnen diesen Knorpel als Cartilago cuneiformis. Die rostrale Apex der Epiglottis verläuft beim Fleischfresser, kleinen Wiederkäuer und Pferd zu einer Spitze aus, bei Schwein und Rind ist sie jedoch abgerundet (KÖNIG und LIEBICH, 2005 NICKEL und WILKENS, 1987). ELLENBERGER und BAUM (1943) beschreiben die Form der Epiglottis beim Pferd als dreieckig, bei den Fleischfressern als viereckig, bei Wiederkäuern als oval und beim Schwein als rundlich. Man kann am Kehldeckel eine Facies lingualis, eine Facies laryngea und Margines laterales unterscheiden (NAV, 2005; SCHALLER, 2007). Beim Menschen hat die Epiglottis eine abgerundete Spitze und verjüngt sich nach unten zum Petiolus, der an der Innenfläche des Schildknorpels oberhalb des Ansatzes der Stimmbänder angeheftet ist und durch die Schleimhaut hindurch als Tuberculum epiglotticum sichtbar wird (RAUBER und KOPSCH, 1987).

2.2.3 Verbindungen der Kehlkopfknorpel

Die Kehlkopfknorpel sind über drei Gelenke und eine Reihe von Bändern und Membranen miteinander verbunden (NICKEL und WILKENS, 1987; SALOMON et al., 2005). Mit Ausnahme der Verbindung zwischen Epiglottis und Schildknorpel handelt es sich um spalthaltige, synoviale Gelenke (KÖNIG und LIEBICH, 2005).

2.2.3.1 Kehlkopfgelenke, Articulationes laryngis

Articulatio thyrohyoidea

Die Verbindung zwischen Zungenbein und Schildknorpel erfolgt über ein synoviales Gelenk, Articulatio thyrohyoidea, welches das Cornu rostrale der Cartilago thyroidea mit dem Kehlkopfast des Zungenbeines, Thyrohyoideum, verbindet. Beim Fleischfresser findet man anstelle des Gelenks eine Synchondrose, beim Schwein ist eine bindegewebige Verbindung, Syndesmosis, zwischen den Kehlkopfästen des Zungenbeines und dem rostralen Teil der Seitenplatten des Schildknorpels ausgebildet (NICKEL und WILKENS, 1987; SALOMON et al., 2005). Die Verbindung zwischen dem Cornu superius des Schildknorpels beim Menschen und dem Thyrohyoid erfolgt nicht über ein Gelenk, sondern mittels Bändern und wird weiter unten beschrieben (RAUBER und KOPSCH, 1987).

Articulatio cricothyroidea

Das Cornu caudale artikuliert in der Articulatio cricothyroidea mit einer flachen Grube des Ringknorpels in der Weise, dass Dorsal- und Ventralbewegungen stattfinden können. Durch diese Kippbewegungen ändern sich auch die Spannung und Länge der Stimmbänder (NICKEL und WILKENS, 1987). Beim Wiederkäuer besteht hier anstelle eines synovialen Gelenks eine Syndesmose und die Bewegung ist eingeschränkt (NICKEL und WILKENS, 1987; SALOMON et al., 2005; SCHNEIDER, 1964). Beim Menschen zeigt das untere Horn des Schildknorpels an seinem Ende eine leichte Biegung zur Mitte und bildet mit der Gelenkfläche an der lateralen Kante der Ringknorpelplatte die Articulatio cricothyroidea. Ebenso wie bei den Haussäugetieren werden in diesem Gelenk hauptsächlich Kippbewegungen um eine quere Achse ausgeführt, die den Abstand zwischen den beiden Processus vocales und der Innenseite des Schildknorpels ändern. Weiters sind auch Gleitbewegungen nach vor und zurück möglich (RAUBER und KOPSCH, 1987).

Articulatio cricoarytenoidea

Der Stellknorpel artikuliert bei Mensch und Haussäugetieren über eine gelenkige Verbindung, Articulatio cricoarytenoidea, mit dem Ringknorpel (NICKEL und WILKENS, 1987; RAUBER und KOPSCH, 1987). Eine sehr lockere Gelenkkapsel, die dieses Gelenk umschließt, erlaubt sowohl eine Rotation um die transversale als auch in geringerem Maße um die sagittale Achse des Gelenks. Darüber hinaus sind auch Gleitbewegungen möglich, die den Abstand zwischen beiden Aryknorpeln verändern. Diese drei Bewegungsmöglichkeiten regeln die Stellung der Stimmbänder und Form und Größe der Stimmritze (FANGHÄNEL et al., 1993; KÖNIG und LIEBICH, 2005; NICKEL und WILKENS, 1987; RAUBER und KOPSCH, 1987; SALOMON et al., 2005).

2.2.3.2 Kehlkopfbänder

Membrana thyrohyoidea

Die Membrana thyrohyoidea spannt sich bei den Haussäugetieren zwischen dem rostralen Rand der Laminae des Schildknorpels und dem Thyrohyoid sowie dem Basihyoid aus (KÖNIG und LIEBICH, 2005; NICKEL et al., 2001; SALOMON et al., 2005; SCHALLER, 2007). ELLENBERGER und BAUM (1943) benennen diese Membran als „Schildzungenbeinbänder" bzw. „Ligg. Thyrohyoidea". Die Membrana thyrohyoidea trägt maßgeblich zu einer Verbindung zwischen Larynx und Zungenbein bei (SALOMON et al., 2005). Beim Menschen spannt sich die Membrana thyroidea zwischen dem Oberrand des Schildknorpels einschließlich Cornu superius und dem Zungenbein aus. Verstärkte Faserzüge bilden das unpaare, kräftige Ligamentum thyrohyoideum medianum zwischen Incisura thyroidea superior und Zungenbeinkörper, sowie das paarige Ligamentum thyrohyoideum laterale, das beidseits zwischen Cornu superius und dem hinteren Ende des großen Zungenbeinhorns verläuft. In Letzteres ist ein weizenkorngroßer Knorpel, die Cartilago triticea, eingelagert (FANGHÄNEL, et al., 2003; FENEIS, 1998; RAUBER und KOPSCH, 1987).

Ligamentum hyoepiglotticum

Das Ligamentum hyoepiglotticum zieht von Basihyoid und Keratohyoid zur Epiglottis (SALOMON et al., 2005; SCHALLER, 2007). Beim Schwein heftet es zusätzlich am Thyrohyoid an (SCHALLER, 2007). Auch beim Menschen verbindet ein Ligamentum hyoepiglotticum die Epiglottis lose mit dem Zungenbein (FENEIS, 1998; RAUBER und KOPSCH, 1987).

Ligamentum thyroepiglotticum

Die Kehldeckelbasis ist über das Ligamentum thyroepiglotticum mit dem Schildknorpel verbunden (NICKEL und WILKENS, 1987; SALOMON et al., 2005; SCHALLER, 2007). ELLENBERGER und BAUM (1943) beschreiben „Schildkehldeckelbänder", „Ligg. Thyroepiglottica". Das Ligamentum thyroepiglotticum heftet beim Menschen den Petiolus der Epiglottis an die Innenseite des Schildknorpelbugs (RAUBER und KOPSCH, 1987).

Ligamentum cricothyroideum

Das elastische Ligamentum cricothyroideum verbindet Ring- und Schildknorpel lateral und ventral (ELLENBERGER und BAUM, 1943; NICKEL und WILKENS, 1987; SALOMON et al., 2005). Im Bereich seines Ursprungs am Ringknorpel spalten sich nach innen elastische Fasern ab, die in der Tela submucosa der Larynxschleimhaut die Membrana fibroelastica laryngis bilden (NICKEL und WILKENS, 1987; SALOMON et al., 2005). Beim Menschen ist die Membrana fibroelastica laryngis in den drei Etagen des Kehlkopfes – Vestibulum laryngis, Glottis und Cavum infraglotticum – unterschiedlich stark ausgebildet und hat insgesamt eine sanduhrartige Gestalt (RAUBER und KOPSCH, 1987). Im Bereich des unteren, infraglottischen Raumes wird sie als Conus elasticus bezeichnet. Der verdickte obere Rand bildet die Stimmbänder. Als Verstärkung des Conus elasticus auf der ventralen Seite ist das vorne und median zwischen Ringknorpel und Unterrand des Schildknorpels ausgespannte derbe Ligamentum cricothyroideum zu sehen. Die

Membrana quadrangularis bildet in der Schleimhaut der oberen Kehlkopfetage die obere Hälfte der „Sanduhr" und endet hier in der Plica vestibularis mit dem Ligamentum vestibulare („falsches Stimmband") (RAUBER und KOPSCH, 1987).

Ligamentum cricoarytenoideum

Ventromedial an der Gelenkkapsel der Articulatio cricoarytenoidea verläuft das Ligamentum cricoarytenoideum (NICKEL und WILKENS, 1987). Es verbindet die Lamina des Ringknorpel mit den Aryknorpeln (SALOMON et al., 2005). Beim Menschen ist ein elastisches Ligamentum cricoarytenoideum posterior ausgebildet, das die schlaffe Gelenkkapsel des Stellknorpel-Ringknorpel-Gelenks medial verstärkt und wie ein Fächer von der Ringknorpelplatte in das Perichondrium der Medialfläche des Aryknorpels ausstrahlt (RAUBER und KOPSCH, 1987).

Ligamentum arytenoideum transversum

Die beiden Aryknorpel sind über das Ligamentum arytenoideum transversum, das zwischen den caudalen Winkeln dieser Knorpel verläuft, miteinander verbunden. (NICKEL und WILKENS, 1987; SALOMON et al., 2005; SCHALLER, 2007). Es besitzt auch Verbindungsfasern zum Ringknorpel (NICKEL und WILKENS, 1987). Dieses Band ist beim Menschen nicht beschrieben.

Ligamentum vestibulare

Das Ligamentum vestibulare, Vorhofband, fehlt der Katze und den Wiederkäuern und verläuft bei den restlichen Haussäugetieren unterschiedlich (ELLENBERGER und BAUM, 1943; NICKEL und WILKENS, 1987; SALOMON et al., 2005; SCHALLER, 2007). NICKEL und WILKENS, (1987) beschreiben bei den Wiederkäuern anstelle des Bandes fächerförmige Fasern, die in der Tela submucosa zwischen der Basis der Epiglottis sowie dem Schildknorpel und der Seitenfläche des Stellknorpels verlaufen. Beim Hund verkehrt das Ligamentum vestibulare zwischen Schildknorpelkörper und Processus cuneiformis (NICKEL und WILKENS, 1987;

SALOMON et al., 2005) während beim Schwein Fasern die Epiglottis mit der Außenfläche des Aryknorpels bzw. dem Processus corniculatus verbinden (NICKEL und WILKENS, 1987). Beim Pferd ist das Ligamentum vestibulare zwischen dem Processus cuneiformis der Epiglottis und der Lateralfläche des Stellknorpels ausgespannt (NICKEL und WILKENS, 1987; SALOMON et al., 2005). ELLENBERGER und BAUM (1943) sprechen von einem „Ligamentum thyroarytaenoideum orale" bzw. „Ligamentum ventriculare", Taschenband. Letztere Bezeichnung verwenden auch KÖNIG und LIEBICH (2005). Das Ligamentum vestibulare des Menschen ist an der Vorderseite der Stellknorpel und an der Innenseite des Schildknorpels befestigt (RAUBER und KOPSCH, 1987).

Ligamentum vocale

Das Stimmband, Ligamentum vocale, zieht vom Körper des Schildknorpels und dem Ligamentum cricothyroideum zum Processus vocalis des Stellknorpels (NICKEL und WILKENS, 1987; SALOMON et al., 2005; SCHALLER, 2007). Bei ELLENBERGER und BAUM (1943) wird es als „Ligamentum thyroarytaenoideum caudale" bezeichnet. Das Ligamentum vocale ist beim Schwein in einen rostralen und einen caudalen Schenkel unterteilt (NICKEL und WILKENS, 1987). Beim Hund findet man ein nur schwach ausgebildetes Ligamentum vocale (HIRANO, 1975). In der dicken Lamina propria der Schleimhaut der Plica vocalis der Hauskatze treten zahlreiche kollagene und elastische Fasern medial des M. vocalis auf, stellen jedoch kein eigenständiges Band dar (IMAMURA et al., 2001). Nach SCHNEIDER (1964) bezeichnet man als Stimmband den bandartig verstärkten rostralen Rand der in der Submucosa des Cavum laryngis gelegenen elastischen Membran (Conus elasticus), die rostral bis in die Stimmfalten und caudal bis in die Trachealwand reicht. Auch beim Menschen wird der verdickte obere Rand des Conus elasticus als Ligamentum vocale bezeichnet. Es heftet am Processus vocalis bzw. an der Innenseite des Schildknorpels an (FANGHÄNEL et al., 1993; RAUBER und KOPSCH, 1987).

Ligamentum cricotracheale

Der Ringknorpel ist über das elastische Ligamentum cricotracheale mit der ersten knorpeligen Luftröhrenspange verbunden (KÖNIG und LIEBICH, 2005; NICKEL und WILKENS, 1987; SALOMON et al., 2005).

2.2.4 Muskeln des Kehlkopfes

Jene Muskeln, die ausschließlich zwischen den Kehlkopfknorpeln verkehren, werden als Eigenmuskeln des Larynx, Musculi laryngis bezeichnet (NICKEL und WILKENS, 1987; SALOMON et al., 2005) bzw. (ELLENBERGER und BAUM, 1943; KÖNIG und LIEBICH, 2005). ELLENBERGER und BAUM (1943) unterteilen diese eigentlichen Kehlkopfmuskeln in äußere und innere Kehlkopfmuskeln. Die Musculi laryngis sind für die Bewegung bei der Atmung und die Stimmerzeugung von entscheidender Bedeutung. Darüber hinaus findet man noch Muskeln, die den Kehlkopf mit umliegenden Strukturen, wie dem Zungenbein, dem Schlundkopf oder dem Brustbein verbinden und die auch eine wichtige Rolle beim Schluckakt bzw. bei gewissen Vokalisationen (z. B. beim Damhirsch) spielen (FITCH und REBY, 2001; McELLIGOTT et al., 2006; NICKEL und WILKENS, 1987; SALOMON et al., 2005).

2.2.4.1 Eigenmuskeln des Kehlkopfs, Musculi laryngis

M. cricothyroideus

Der M. cricothyroideus entspringt lateral am Arcus cricoideus und zieht schräg nach rostrolateral zum Caudalrand (ELLENBERGER und BAUM, 1943; NICKEL und WILKENS, 1987) bzw. auch zur Seitenfläche der Schildknorpelplatte (SALOMON et al., 2005) und zum Cornu caudale (NICKEL und WILKENS, 1987). Nach der Einteilung von ELLENBERGER und BAUM (1943) zählt er zu den äußeren Kehlkopfmuskeln. Bei Kontraktion verengt er die Stimmritze, indem er den Ringknorpelreif in Richtung Schildknorpel zieht. Die Lamina des Ringknorpels kippt dadurch nach caudal und die Stellknorpel werden nach caudodorsal gezogen.

Dadurch wird Zug auf die Plica vocalis ausgeübt und diese somit gespannt (NICKEL und WILKENS, 1987; SALOMON et al., 2005; SCHNEIDER, 1964). Die Grundfrequenz der Phonation (f_0) wird durch diese Spannung der Stimmfalten kontrolliert (TITZE, 1994). Innerviert wird der M. cricothyroideus als einziger Kehlkopfmuskel vom Ramus externus des Nervus laryngeus cranialis (DYCE et al., 1991; KÖNIG und LIEBICH, 2005; SCHNEIDER, 1964). RAUBER und KOPSCH (1987) unterscheiden bei den Kehlkopfmuskeln des Menschen ebenfalls äußere und innere. Der M. cricothyroideus wird als einziger den äußeren Kehlkopfmuskeln zugeordnet, da er vom Ramus externus des Nervus laryngeus superior innerviert wird, während alle anderen Kehlkopfmuskeln vom Nervus laryngeus inferior innerviert werden. Man unterscheidet beim M. cricothyroideus des Menschen einen mehr schräg verlaufenden Anteil, die Pars obliqua, von einer gerade nach rostral ziehenden Komponente, der Pars recta (FANGHÄNEL et al., 2003; RAUBER und KOPSCH, 1987).

M. cricoarytenoideus dorsalis

Der M. cricoarytenoideus dorsalis wird von ELLENBERGER und BAUM (1943) ebenfalls den äußeren Kehlkopfmuskeln zugerechnet. Er hat seinen Ursprung an der Lamina des Ringknorpels und verläuft rostrolateral zum Processus muscularis des Stellknorpels (DYCE et al., 1991; ELLENBERGER und BAUM, 1943; NICKEL und WILKENS, 1987; SALOMON et al., 2005). Er entspricht dem M. cricoarytenoideus posterior des Menschen, der denselben Verlauf zeigt (RAUBER und KOPSCH, 1987). Der M. cricoarytenoideus dorsalis bzw. posterior ist sowohl bei den Haussäugetieren als auch beim Menschen der einzige Erweiterer der Stimmritze (NICKEL und WILKENS, 1987; RAUBER und KOPSCH, 1987). Er wird durch den Nervus laryngeus caudalis, einen Ast des Nervus laryngeus recurrens innerviert (DYCE et al., 1991). Bei Kontraktion werden die Processus musculares nach dorsal und caudal gezogen, die Processus vocales nach dorsal und lateral gerichtet und das Ligamentum vocalis gespannt und nach lateral geführt (RAUBER und KOPSCH, 1987; NICKEL und WILKENS, 1987; SCHNEIDER, 1964).

M. cricoarytenoideus lateralis

Der M. cricoarytenoideus lateralis zieht vom Ringknorpelreif rostrodorsal und setzt ebenfalls am Processus muscularis des Stellknorpels an (DYCE et al., 1991; ELLENBERGER und BAUM, 1943; KÖNIG und LIEBICH, 2005; NICKEL und WILKENS, 1987; SALOMON et al., 2005). Der Einteilung von ELLENBERGER und BAUM (1943) folgend, zählt er zu den inneren Kehlkopfmuskeln. Er bewirkt durch Kontraktion eine Bewegung des Processus muscularis nach rostral und des Processus vocalis nach medial, wodurch die Pars intermembranacea der Stimmritze verengt wird (NICKEL und WILKENS, 1987; RAUBER und KOPSCH, 1987). Seine Innervation erfolgt ebenfalls durch den Nervus laryngeus caudalis (DYCE et al., 1991).

M. arytenoideus transversus

Die beiden Stellknorpel sind über den quer verlaufenden M. arytenoideus transversus miteinander verbunden. Er entspringt am Processus muscularis und trifft in der Medianen auf den Muskel der anderen Körperseite (NICKEL und WILKENS, 1987; SALOMON et al., 2005). Er zählt zu den äußeren Kehlkopfmuskeln (ELLENBERGER und BAUM, 1943). Die Kontraktion dieses Muskels führt die Stellknorpel enger zusammen und verengt somit ebenfalls die Stimmritze (DYCE et al., 1991; NICKEL und WILKENS, 1987; SALOMON et al., 2005). Nach NICKEL und WILKENS (1987) soll er auch den M. cricoarytenoideus dorsalis bei der Stimmritzenerweiterung unterstützen können. Er wird ebenfalls durch den Nervus laryngeus caudalis innerviert (DYCE et al., 1991). Beim Menschen findet man zusätzlich den schräg verlaufenden M. arytenoideus obliquus, dessen Fasern vom Processus muscularis eines Stellknorpels zur Spitze des kontralateralen Stellknorpels ziehen. Sie liegen dorsal der transversalen Muskelplatte auf, welche der M. arytenoideus transversus bildet (FANGHÄNEL et al., 1993; RAUBER und KOPSCH, 1987; SCHNEIDER, 1964).

M. thyroarytenoideus

Der M. thyroarytenoideus weist tierartspezifische Unterschiede auf. Er ist bei Hund und Pferd in zwei Muskeln, den rostral gelegenen M. ventricularis und den caudal gelegenen M. vocalis, unterteilt (DYCE et al., 1991; KÖNIG und LIEBICH, 2005; NICKEL und WILKENS,1987; SALOMON et al., 2005). Bei der Katze, beim Schwein und beim Pferd ist er einheitlich (NICKEL und WILKENS, 1987; SALOMON et al., 2005). Der M. ventricularis wird von ELLENBERGER und BAUM (1943) auch als „M. arythyroideus oralis" bezeichnet. Er liegt zusammen mit dem Ligamentum vestibulare in einer eigenen Schleimhautfalte, der Plica vestibularis (NICKEL und WILKENS, 1987; SALOMON et al., 2005), und zieht von der Lamina des Schildknorpels und dem Ligamentum cricothyroideum (ELLENBERGER und BAUM, 1943; NICKEL und WILKENS, 1987) bzw. auch von der Kehldeckelbasis (ELLENBERGER und BAUM, 1943; KÖNIG und LIEBICH, 2005) zum Processus muscularis des Stellknorpels (NICKEL und WILKENS, 1987). Caudolateral vom Ligamentum vocale in der Stimmfalte befindet sich der M. vocalis, der ventral am Schildknorpel entspringt und dorsal am Processus muscularis ansetzt. Einige rostrale Fasern ziehen bei Katze, Wiederkäuer und Schwein auch zum Processus vocalis (NICKEL und WILKENS, 1987). ELLENBERGER und BAUM (1943) bezeichnen ihn als „M. arythyroideus aboralis". Bei Katze, Schwein und Pferd entspringt der einheitliche M. thyroarytenoideus an der Lamina des Schildknorpels (SALOMON et al., 2005), bei Katze und Pferd auch an der Basis der Epiglottis und dem Ligamentum cricothyroideum (NICKEL und WILKENS, 1987). Er inseriert am Processus muscularis bzw. mit einigen rostralen Fasern auch am Processus vocalis (NICKEL und WILKENS, 1987; SALOMON et al., 2005). Der M. thyroarytenoideus bzw. seine beiden Anteile verengen die Stimmritze und erhöhen die Spannung der Stimmlippen (KÖNIG und LIEBICH, 2005; NICKEL und WILKENS, 1987). Die Innervation erfolgt über den Nervus laryngeus caudalis (DYCE et al., 2001). Auch beim Menschen findet man eine Trennung in M. vocalis und M. ventricularis. Der M. vocalis des Menschen entspringt als tiefer Anteil des M. thyroarytenoideus von der Innenfläche des Schildknorpels. Er ist außen dem Ligamentum vocale angelagert, zum Teil mit dessen Fasern verbunden und zieht zum Processus vocalis. Er dient der

Feinregulation und Spannung der Stimmbänder und ermöglicht so die Modulationsfähigkeit der menschlichen Stimme. Der M. thyroepiglotticus als obere Fortsetzung des M. thyroarytenoideus zieht zur Epiglottis und zur Membrana quadrangularis (FANGHÄNEL et al., 1993; RAUBER und KOPSCH, 1987).

2.2.5 Kehlkopfhöhle, Cavum laryngis

Man unterscheidet in der Kehlkopfhöhle, dem Cavum laryngis, drei hintereinander liegende Räume, den rostral gelegenen weiten Vorhof, Vestibulum laryngis, den engen mittleren Kehlkopfraum, die Glottis, und den weiten Ausgangsraum, das Cavum infraglotticum (NICKEL und WILKENS, 1987). Die Glottis wird auch als Stimmritze bezeichnet (DYCE et al., 2001; KÖNIG und LIEBICH, 2005). ELLENBERGER und BAUM (1943) nennen den mittleren Raum „Cavum laryngis intermedium" und den Caudalraum des Kehlkopfs „Cavum laryngis caudale", während SCHNEIDER (1964) den Kehlkopfinnenraum in ein „Cavum laryngis superius", „Cavum laryngis intermedium" und „Cavum laryngis inferius" unterteilt. Beim Menschen wird die Kehlkopfhöhle, Cavitas laryngis, in drei übereinander liegende Etagen eingeteilt, wobei die obere Etage das Vestibulum laryngis, die mittlere die Glottis und die untere Etage die Cavitas infraglottica bildet (RAUBER und KOPSCH, 1987).

2.2.5.1 Aditus laryngis

Den Anfangsteil des eigentlichen Luftweges bildet der Kehlkopfeingang, Aditus laryngis (DYCE et al., 2001; NICKEL und WILKENS, 1987; SALOMON et al., 2005). KÖNIG und LIEBICH (2005) und SALOMON et al. (2005) bezeichnen den Eingang auch als „Kehlkopfkrone". Der Aditus laryngis wird ventral von der Epiglottis begrenzt, deren Seitenränder über Schleimhautfalten, Plicae aryepiglotticae, mit den Aryknorpeln verbunden sind (KÖNIG und LIEBICH, 2005; SCHNEIDER, 1964). Bei der Katze zieht die Plica aryepiglottica zum Ringknorpel, während sie bei Wiederkäuer und Schwein dorsal von Stell- und Ringknorpel ansetzt (NICKEL und WILKENS, 1987; SALOMON et al., 2005). Beim Hund wird durch den Processus cuneiformes des Stellknorpels in der Plica aryepiglottica ein Tuberculum cuneiforme gebildet. Der mit Schleimhaut überzogene Processus corniculatus wird als Tuberculum corniculatum bezeichnet (NAV, 2005; SALOMON et al., 2005). Beim Menschen liegen in dieser Falte ebenfalls zwei kleine Knorpel, die in der Schleimhaut als Höckerchen zu sehen sind, das Tuberculum corniculatum nahe der Medianebene und das Tuberculum cuneiforme etwas lateral und oberhalb davon (RAUBER und KOPSCH, 1987). Nach SCHNEIDER (1964) ist bei den Mammalia außerdem eine Schleimhautfalte, die Plica interarytenoidea, die sich zwischen beiden Aryknorpeln ausspannt, an der Begrenzung des Aditus laryngis beteiligt. Sie trägt häufig einen cranialen Einschnitt, die so genannte „Incisura interarytenoidea". Beidseits des Aditus laryngis findet man den Recessus piriformis, über den weiche Nahrung in Richtung Speiseröhre geführt wird (NICKEL und WILKENS, 1987; SALOMON et al., 2005).

2.2.5.2 Vestibulum laryngis

Das Vestibulum laryngis erstreckt sich vom Kehlkopfeingang bis zu den rostralen Rändern der Plicae vocales (SALOMON et al., 2005). Bei Pferd und Fleischfressern kommt hier eine Vorhoffalte, Plica vestibularis, vor, in der bei Hund und Pferd das Ligamentum vestibulare und der M. ventricularis sowie der Processus cuneiformis liegen. Dieses Band und der Knorpelfortsatz fehlen bei der Katze (NICKEL und WILKENS, 1987; SALOMON et al., 2005). ELLENBERGER und BAUM (1943) und SCHNEIDER (1964) bezeichnen die Falte als Taschenfalte, Plica ventricularis. Zwischen den beiden Falten befindet sich die Vorhofenge, Rima vestibuli (NICKEL und WILKENS, 1987; SALOMON et al., 2005) bzw. Rima ventriculi (ELLENBERGER und BAUM, 1943). Man findet bei Pferd und Schwein ventral im Vestibulum die mittlere Kehlkopftasche, den Recessus laryngis medianus (KÖNIG und LIEBICH, 2005; NICKEL und WILKENS, 1987; SALOMON et al., 2005). Am caudalen Ende des Vorhofs buchtet sich zwischen Plica vestibularis und Plica vocalis bei Hund, Schwein und Pferd die seitliche Kehlkopftasche, Ventriculus laryngis, aus (NICKEL und WILKENS, 1987; SALOMON et al., 2005). ELLENBERGER und BAUM (1943) und KÖNIG und LIEBICH (2005) bezeichnen ihn als „Ventriculus laryngis lateralis".

Beim Schwein, das keine Plica vestibularis besitzt, wird die rostrale Begrenzung des Ventriculus laryngis durch den rostralen Anteil des zweigeteilten Ligamentum vocale gebildet (NICKEL und WILKENS, 1987). Katze und Wiederkäuer besitzen an Stelle der seitlichen Kehlkopftaschen nur muldenförmige Gruben (NICKEL und WILKENS, 1987). NICKEL und WILKENS (1987) ordnen den Ventriculus laryngis bereits dem mittleren Kehlkopfraum zu. Auch beim Menschen findet man Taschenfalten, die den unteren freien Rand der Membrana quadrangularis bedecken. Zwischen Plica vestibularis und Plica vocalis ist ein Ventriculus laryngis ausgebildet (RAUBER und KOPSCH, 1987). Die Stellung der Plicae vocales zur Kehlkopflängsachse ist bei verschiedenen Tierarten unterschiedlich (SCHNEIDER, 1964): Bei Primaten verlaufen die Stimmfalten annähernd rechtwinklig zur Kehlkopflängsachse, bei den Carnivora bilden sie einen spitzen Winkel, der beim Wolf (Canis lupus) etwa 77 Grad, bei der Streifenhyäne (Hyaena hyaena) 78 Grad, beim Schneeleoparden (Panthera uncia) 82 Grad und bei der Siamkatze 84 Grad beträgt. Bei Robben sind die Winkel meist noch spitzer und betragen z. B. beim Kalifornischen Seelöwen (Zalophus californianus) 17,5 Grad, bei der Ringelrobbe (Phoca hispida sibirica) 35 Grad und bei der Klappmütze (Cystophora cristata) 44 Grad. Es gibt aber auch Robbenarten bei denen der Winkel nicht so spitz ausgebildet ist. Beim Seehund (Phoca vitulina) beträgt er etwa 76 Grad und bei der Mähnenrobbe (Otaria byronia) ist sogar ein stumpfer Winkel mit 117 Grad ausgebildet. SCHNEIDER (1964) sieht in den extrem spitzen Winkeln bei den meisten Robbenarten eine Anpassungserscheinung an das Leben im Wasser bzw. das Tauchen in größeren Tiefen. Zusammen mit einem gut entwickelten „M. sphincter laryngis internus" gestatten sie einen sicheren Verschluss des Kehlkopfes und der unteren Luftwege (SCHNEIDER, 1964). Diese Ansicht wird auch durch beinahe horizontal verlaufende Stimmfalten von Zahnwalen (REIDENBERG und LAITMAN, 1988) und Bartenwalen (REIDENBERG und LAITMAN, 2007) unterstützt.

2.2.5.3 Glottis

An das Vestibulum schließt bei den Haussäugetieren der mittlere Kehlkopfraum, die Glottis, an. In diesem Bereich wird die eigentliche Stimmbildung vorgenommen. Sie beherbergt die Stimmfalten, Plicae vocales, die Stellknorpel mit dem Processus vocalis und die dazwischen liegende Rima glottidis (NICKEL und WILKENS, 1987; SALOMON et al., 2005). Der zwischen den Stimmfalten liegende Abschnitt der Stimmritze wird als Pars intermembranacea bezeichnet (NAV, 2005; NICKEL und WILKENS, 1987; SALOMON et al., 2005), ELLENBERGER und BAUM (1943) nennen ihn auch „echte Stimmritze". Die Pars intercartilaginea ist jener Anteil, der zwischen den Stellknorpeln liegt (KÖNIG und LIEBICH, 2005; NAV, 2005; NICKEL und WILKENS, 1987). Die Plica vocalis enthält den M. vocalis und das Ligamentum vocale (NICKEL und WILKENS, 1987). Die Begriffe Stimmfalte und Stimmband werden in der Literatur gelegentlich synonym verwendet. Die Verwendung des Begriffs „Stimmband" ist jedoch inkorrekt, wenn die gesamte Falte oder zumindest Teile der Schleimhaut so bezeichnet werden (WENDLER et al., 2005). Unter dem Stimmband versteht man nach SCHNEIDER (1964) den bandartig verstärkten rostralen Rand des Conus elasticus, und es stellt damit nur einen Teil der Stimmfalte dar. ELLENBERGER und BAUM (1943) sprechen weiters von einer „Stimmlippe", dem „Labium vocale", die sich aus Stimmfalte und Stimmband zusammensetzt. SCHNEIDER (1964) bezeichnet nur den freien Rand der Stimmfalte als Stimmlippe. Beim Menschen entspricht die Glottis der mittleren Etage zwischen Vestibulum laryngis und Cavitas infraglottica. Die Plicae vocales ragen beim Menschen weiter in das Lumen vor als die Plicae vestibulares (RAUBER und KOPSCH, 1987).

2.2.5.4 Cavum infraglotticum

Das Cavum infraglotticum schließt unmittelbar an die Glottis an und wird vom Ringknorpel gestützt. Es mündet in die Trachea (NICKEL und WILKENS, 1987; SALOMON et al., 2005; RAUBER und KOPSCH, 1987).

2.2.6 Mikroskopische Anatomie der Stimmfalte

Die Stimmfalten der Säugetiere bestehen zumindest aus zwei Schichten, einer relativ lockeren „Deckschicht" („cover" layer) und einer muskulären „Körperschicht" („body" layer). In der menschlichen Stimmfalte liegt zwischen diesen beiden Schichten auch noch ein elastisches Band, das Stimmband (HIRANO und KAKITA, 1985). Bei manchen Säugetieren fehlt dieses Band und bei den meisten Säugetierarten ist das Vorhandensein eines Stimmbandes allerdings noch nicht untersucht (KURITA et al., 1983). Ein weiteres Modell des Aufbaus der Stimmfalte beim Menschen ist das so genannte „5-Schichten-Modell". Die oberste Schicht bildet hierbei das Epithel; es ist ca. 0,05 - 0,1 mm dick (HIRANO, 1977). Daran schließt die Lamina propria an, die sich wiederum aus einer oberflächlichen, einer intermediären und einer tiefen Schicht zusammensetzt. Sie besteht überwiegend aus Fibroblasten und Matrix-Substanzen wie Glykosaminoglykanen (z. B. Hyaluronsäure), Proteoglykanen und fibrösen Proteinen (z. B. Kollagen und Elastin), die von diesen Zellen ausgeschieden werden (HIRANO, 1981). Die oberflächliche Schicht der Lamina propria wird auch als „Reinke Raum" bezeichnet und besteht hauptsächlich aus locker organisierten, elastischen Fasern, die von interstitieller Flüssigkeit umgeben sind. Diese Schicht schwingt während der Phonation am meisten, und ihre maximale Dicke beträgt 0,5 mm (HIRANO et al., 1981). In der intermediären Schicht findet man hauptsächlich elastische Fasern, während die tiefe Schicht aus kollagenem Bindegewebe besteht. Die mittlere und die tiefe Schicht sind zusammen ca. 1-2 mm dick (HIRANO et al., 1981). Lateral der Lamina propria liegt der M. thyroarytenoideus, der ca. 7-8 mm dick ist und den größten Teil der Stimmfalte bildet (HIRANO et al., 1981). Im Bereich der Stimmfaltenkante laufen die elastischen und kollagenen Bindegewebsfasern sowie die Muskelfasern des M. vocalis durchwegs parallel zur Kante. Diese Anordnung ermöglicht die typischen Vibrationsbewegungen (TITZE 1994).

2.2.7 Phonation

Die grundlegende Voraussetzung für die Vokalisation der Säugetiere ist der Luftfluss aus der Lunge über die großen Bronchien und die Trachea in den Larynx (TITZE, 1994). Die Phonation (Stimmbildung) wird heutzutage durch die so genannte „myoelastisch-aerodynamische Theorie" zu erklären versucht (VAN DEN BERG, 1985). Die Lautäußerung wird durch eine Exspiration eingeleitet, wobei die Glottis durch die die Stimmritze verengenden Muskeln fast geschlossen wird und damit einen Engpass bildet (DUNCKER und KUMMER, 2002). In dieser Verengung ist die

Strömungsgeschwindigkeit der Luft höher als in der Trachea oder in dem rostral davon liegenden Mund- und Pharynxraum. Damit sinkt der seitliche Druck in der engen Spalte und die Stimmbänder werden noch näher aneinander geführt, bis sich die Glottis ganz verschließt (SATALOFF, 1993). Man nennt diesen Effekt nach dem Schweizer Mathematiker Daniel Bernoulli (1700 - 1782) „Bernoulli-Effekt". Durch den subglottischen Druck wird die Stimmritze dann wieder auseinander gedrückt, wobei sich der caudale Abschnitt der Stimmfalten vor dem rostralen Teil öffnet bzw. auch wieder schließt (SATALOFF, 1993). Ein Phonationszyklus ist in der Regel kurz (DUNCKER und KUMMER, 2002; FRANITZA, 1995). Die Masse, Länge und Spannung der Stimmfalten bestimmt die Schwingungsfrequenz und damit die Tonhöhe bzw. die Grundfrequenz (f_0) der Lautäußerung (DUNCKER und KUMMER, 2002; FRANITZA, 1995). Es besteht grundsätzlich eine inverse Beziehung zwischen der Länge der Stimmfalten und der Grundfrequenz (f_0) (RIEDE und TITZE, 2008). Kürzere Stimmlippen schwingen schneller, die Schwingungsfrequenz ist höher. Eine Männerstimme z. B. weist eine Frequenz von durchschnittlich 125 Hz auf, eine Frauenstimme von über 200 Hz und eine Kinderstimme von über 300 Hz (DUNCKER und KUMMER, 2002; FRANITZA, 1995). Trotz dieses inversen Zusammenhanges zwischen Stimmfaltenlänge und Grundfrequenz können einige große Säugetiere Laute mit einer Grundfrequenz über 1KHz erzeugen. Der Wapiti (Cervus elaphus nelsoni) ist in der Lage Brunftrufe mit einer durchschnittlichen Grundfrequenz von 1kHz erzeugen obwohl aufgrund der Länge seiner Stimmfalten von 3 cm eher niederfrequente Laute im Bereich von 50 Hz zu erwarten wären. Es spielen also außer der Länge der Stimmfalten auch noch andere Faktoren wie z. B. die Elastizität des Gewebes der Stimmfalte eine Rolle (RIEDE und TITZE, 2008). Spannung und Länge der Stimmlippen werden durch Rotation des Schild- und/oder Ringknorpels bestimmt, die durch die Eigenmuskulatur des Kehlkopfes vollzogen werden. Die Kontraktion des M. thyroarytenoideus führt zur Verkürzung und Lockerung der Stimmfalte, wodurch diese auch dicker wird. Kontrahiert sich der M. cricothyroideus, so verlängert und spannt er die Stimmfalte und vermindert deren Dicke (TITZE, 1994). Dickere Stimmbänder führen zu einer Abnahme der Tonhöhe, eine höhere Spannung der der Stimmlippen bewirkt hingegen eine Steigerung der Tonhöhe

(FANGHÄNEL et al., 2003). Die Lautstärke ist von der Stärke des Luftstroms abhängig (SALOMON et al., 2005; SCHNEIDER, 1964).

Die Darstellung des Frequenzverlaufes über einen bestimmten Zeitraum bezeichnet man als Spektrogramm eines Lautes. Es setzt sich aus der Grundfrequenz und deren ganzzahligen Vielfachen, den so genannten Harmonischen bzw. Formanten, zusammen. Letztere werden durch die Resonanzeigenschaften des oberen Vokaltraktes, also des gesamten Bereiches rostral der Stimmfalten bis zu den Lippen, beeinflusst. Besonders energiereiche Harmonische werden Formanten genannt (WILDEN et al., 1998). Frei schwingende Systeme erzeugen in der Regel periodische sinusförmige Schwingungen mit nur einer einzigen Frequenz, der Grundfrequenz. In vivo gibt es in der Regel keine reinen Sinustöne, da nicht-sinusförmig schwingende Oszillatoren wie die Stimmfalten periodische, nicht-sinusförmige Schwingungen erzeugen, die man als Klänge bezeichnet (WILDEN et al., 1998).

2.3 Larynx der Elefanten

In der greifbaren Literatur gibt es nur wenige Beschreibungen des Elefantenlarynx, die meist auf Untersuchungen einzelner Individuen beruhen. Im folgenden Abschnitt werden die Arbeiten zum Asiatischen Elefanten von GHETIE (1944), HARRISON (1850), MARIAPPA (1986), MAYER (1847), MIALL und GREENWOOD (1877-78b), WATSON (1873; 1874) und ROSENBAUER (1957) und zum Afrikanischen Elefanten von EALES (1926a,b), FORBES (1879), MOJSISOVICS (1879) und PLATEAU und LIENARD (1881) zitiert. Aus dem Beitrag von CUVIER (1810; zitiert nach MOJSISOVICS, [1879]) ist nicht ersichtlich, welche Gattung beschrieben wird.

2.3.1 Kehlkopfknorpel

Die Art und Anzahl der Kehlkopfknorpel des Asiatischen Elefanten entsprechen jenen der Haussäugetiere; es gibt jedoch Unterschiede bei den gelenkigen Verbindungen und bei der Kehlkopfmuskulatur (WATSON, 1874). Der obere Teil des

Larynx des Asiatischen Elefanten ragt durch den „zentralen" Teil des weichen Gaumens, der ein fast vollständiges „Muskeldiaphragma" bildet, empor (WATSON, 1874).

Kehldeckelknorpel, Schließknorpel, Cartilago epiglottica

Nach den Angaben von CUVIER (1810; zitiert nach MOJSISOVICS, [1879]) reicht der sehr längliche Kehldeckel des Elefanten mit seinem freien Rand über das Gaumensegel bis zu den „hinteren Nasenlöchern" hinauf. HARRISON (1850) und MAYER (1847) beschreiben die Epiglottis des Asiatischen Elefanten hingegen als kurz und dick, auch FORBES (1879) spricht beim Afrikanischen Elefanten von einer kurzen Epiglottis. MIALL und GREENWOOD (1877-78b) bezeichnen die Epiglottis des Asiatischen Elefanten als dünn und flexibel. Die Form des Kehldeckels des Asiatischen Elefanten ist nach GHETIE (1944) jener von Rind und Schwein sehr ähnlich. Die Kehldeckelbasis ist am Schildknorpel befestigt und aufgrund der gelblichen Färbung der Epiglottis kann man auf reichliche, elastische Fasereinlagerungen schließen. Nach den Angaben von CUVIER (1810; zitiert nach MOJSISOVICS, [1879]) ist die „Grundfläche" des Kehldeckels über eine weite Strecke mit den Aryknorpeln verbunden. Zwischen den beiden Aryknorpeln und der Innenfläche des Schildknorpels befindet sich beidseits eine tiefe Grube, durch die flüssige und feste Nahrungsmittel transportiert werden (CUVIER, 1810; zitiert nach MOJSISOVICS, [1879]). Als Verbindung zwischen Zunge und Epiglottis findet man beim Asiatischen Elefanten statt eines medianen „Ligamentum glosso-epiglotticum" eine quergestellte Schleimhautfalte, die den Zungengrund von der Epiglottis bzw. dem Aditus laryngis trennt. Ein zarter, flacher „M. glosso-epiglotticum" entspringt von der Vorderseite der Epiglottis und zieht zum hinteren Teil der Zunge (MOJSISOVICS, 1879).

Schildknorpel, Cartilago thyroidea

Der Schildknorpel des Asiatischen Elefanten ist relativ dick und plump und ähnelt in der Form in etwa jener des Pferdes (GHETIE, 1944). Eine Incisura thyroidea rostralis ist nicht vorhanden, die caudale Incisur ist nicht tief (GHETIE, 1944). EALES (1926a) beschreibt eine tiefe caudale Incisur beim Afrikanischen Elefanten. Nach MARIAPPA (1986) und MIALL und GREENWOOD (1877-78b) besteht der Schildknorpel des Asiatischen Elefanten aus zwei rhombenförmigen Platten, die sich ventral vereinen. Eine tiefe caudoventrale Einkerbung wird von der „Membrana cricothyroidea" bedeckt. Die dorsale Kante des Schildknorples hat rostral eine Ausbuchtung zur Artikulation mit dem Thyrohyoid und caudal ebenfalls eine Ausbuchtung, die mit dem Cricoid artikuliert (MARIAPPA 1986). GHETIE (1944) spricht von kurzen „Cornua oralia", die „zum Körper hin geneigt" sind und rostral und lateral Gelenkflächen für die Articulatio thyroidea besitzen. Die Cornua caudalia sind länger und tragen Gelenkflächen für die „Articulatio thyrocricoideus". Während die rostralen Anteile des Schildknorpels knorpelig sind, verknöchern die caudalen Anteile. Eine Crista obliqua fehlt (GHETIE, 1944). Im cranialen Drittel der Seitenfläche des Schildknorpels liegt sowohl beim Asiatischen als auch beim Afrikanischen Elefanten ein Foramen, durch das ein Ast des N. laryngeus cranialis zieht (EALES, 1926a; MIALL und GREENWOOD, 1877-78b). MARIAPPA (1986) beschreibt im oberen Teil der Schildknorpellamina des Asiatischen Elefanten zwei Foramina, ein kleineres rostrales für eine Arterie und ein größeres caudales für den Nerv.

Ringknorpel, Cartilago cricoidea

Dieser Knorpel hat beim Afrikanischen Elefanten seine größte rostrocaudale Ausdehnung dorsal und trägt lateral eine deutliche Gelenkfläche für das caudale Horn des Schildknorpels, von dem er ventral durch die Membrana cricothyroidea separiert ist (EALES, 1926a). Die Lamina des Ringknorpels des Asiatischen Elefanten endet rostral in zwei Fortsätzen, die durch einen wulstigen, konkaven Rand voneinander getrennt sind und die außen die Gelenkflächen für die „Articulatio cricoarytenoideus" tragen (GHETIE, 1944). Caudal läuft die Schildknorpelplatte in einen „doppelgelappten" scharfen Rand aus. Die Facies articularis für das Ring-Schildknorpelgelenk liegt am Ringknorpelreif und wird von einem für den Ringknorpel des Asiatischen Elefanten charakteristischen „Labium laterale" umgeben. Dieses verleiht der „Articulatio cricothyroidea" besonderen Halt. Im mittleren Drittel des

Vorderrandes findet man am Schildknorpelreif einen glatten Fortsatz mit einer Gleitfläche für den M. cricoarytenoideus lateralis (GHETIE, 1944).

Stellknorpel, Gießkannenknorpel, Aryknorpel, Cartilago arytenoidea

Die Stellknorpel liegen beim Asiatischen Elefanten wie bei den Haussäugetieren zwischen den Seitenplatten des Schildknorpels und vor dem Ringknorpel. Ihre Form wird beim Asiatischen Elefanten als viereckig (GHETIE, 1944) und beim Afrikanischen Elefanten als Y-förmig mit vier eingekerbten Rändern (EALES, 1925) beschrieben. Eine horizontale Muskelleiste, die Linea muscularis, unterteilt die Außenfläche der Aryknorpel des Asiatischen Elefanten in eine dorsale und eine ventrale Fläche. Der dorsale Anteil ist muldenförmig vertieft, während der ventrale Abschnitt eben ist. Das caudodorsale Ende der Muskelleiste bildet der Processus muscularis (GHETIE, 1944). Caudoventral befindet sich der Processus vocalis, der dem Ligamentum vocale und dem M. vocalis als Ansatzstelle dient. Beide Fortsätze sind kräftig ausgebildet. Der dorsale Rand des Gießkannenknorpels ist konkav und verläuft zwischen dem Processus muscularis und einem Fortsatz, an dessen Innenfläche die hintere der beiden Gelenkflächen der Articulatio interarytenoidea liegt. Auch die Gleitfläche für den M. arytenoideus transversus findet sich an diesem Fortsatz. Die vordere Gelenkfläche für die Articulatio interarytenoidea liegt am Processus corniculatus. Letzterer bildet zusammen mit seinem Gegenüber die relativ kleine Eingangsöffnung in den Larynx und besitzt in seinem vorderen Drittel eine „schräge Insertionslinie für die Schleimhaut", die ihn vom Rest des Aryknorpels trennt (GHETIE, 1944).

2.3.2 Kehlkopfgelenke

Die Kehlkopfgelenke des Afrikanischen Elefanten sind durch geringe Beweglichkeit und „starke" Bänder gekennzeichnet. Leichter beweglich erscheinen nur die Gelenke mit dem Ringknorpel (GHETIE, 1944).

Articulatio thyrohyoidea

Die Articulatio thyrohyoidea des Asiatischen Elefanten hat durch die äußerst straffe Verbindung zwischen „Cornu majus" des Zungenbeins und dem rostralen Schildknorpelhorn stark an Elastizität eingebüßt, was bewegungshemmend wirkt (GHETIE, 1944). Die Gelenkkapsel stellt eine „synoviale Membran" dar und ist stark mit querverlaufenden Fasern durchzogen (GHETIE, 1944; MIALL und GREENWOOD (1877-78b). Das Gelenk ist eher der Gruppe der straffen Gelenke zuzuordnen (GHETIE, 1944).

Articulatio cricothyroidea

Die Articulatio cricothyroidea des Asiatischen Elefanten ist aufgrund der lateralen Fortsätze am Ringknorpelreif, der „Labia lateralia dexter et sinister" nicht mit der anderer Säugetiere vergleichbar (GHETIE, 1944). Das Gelenk ist durch diese Vorsprünge das „solideste" und gleichzeitig das beweglichste der Kehlkopfgelenke. Am Ringknorpel finden sich deutliche „Synovialsäcke" an den Gelenkflächen zum Schild- und Gießkannenknorpel. Die Gelenkkapsel wird aus mehreren übereinander gelagerten Schichten gebildet, deren Fasern in unterschiedliche Richtungen verlaufen. Ein Fettkörper liegt zwischen dem „Stratum elastico-fibrosum" und dem „Stratum synoviale" (GHETIE, 1944).

Articulatio cricoarytenoidea

Auch in der Kapselwand der Articulatio cricoarytenoidea des Asiatischen Elefanten findet man viel Fettgewebe; sie ist jedoch nicht so kräftig ausgebildet wie jene bei den zuvor beschriebenen Gelenken (GHETIE, 1944).

Articulatio interarytenoida

Die Articulatio interarytenoida des Asiatischen Elefanten stellt ein straffes Gelenk zwischen den Erhebungen „hinter" dem Processus corniculatus dar (GHETIE, 1944).

2.3.3 Muskulatur des Kehlkopfes

M. hyoepiglotticus

Der M. hyoepiglotticus entspringt beim Afrikanischen und beim Asiatischen Elefanten am Basihyoid und setzt an der Unterfläche der Epiglottis an (EALES, 1926a; GHETIE, 1944; MIALL und GREENWOOD, 1877-78b; MOJSISOVICS, 1879). Er wird vom „N. pharyngeus" und dem Plexus pharyngeus innerviert (EALES, 1926a) und stellt den Kehldeckel fest bzw. hebt ihn an (EALES, 1926a; MIALL und GREENWOOD, 1877-78b). Nach MARIAPPA (1986) ist der unpaarige Muskel beim Asiatischen Elefanten im Bereich seines Ursprungs zweigeteilt und wird vom N. hypoglossus innerviert.

M. thyrohyoideus

Der Ursprung des M. thyrohyoideus befindet sich beim Asiatischen und Indischen Elefanten am Thyrohyoid, sein Ansatz am Schildknorpel. Er zählt zu den Kehlkopfhebern (EALES, 1926a; 1926b; GHETIE, 1944; MIALL und GREENWOOD, 1877-78b; MOJSISOVICS, 1879). Er wird durch den „Ramus descendens" des N. hypoglossus innerviert (EALES, 1926a).

M. sternothyroideus

Dieser Muskel zieht vom Manubrium sterni bzw. der „Articulatio sternocostalis" der ersten Rippe zum Schildknorpel. Er zieht den Kehlkopf nieder (EALES 1926a; 1926b; GHETIE, 1944, MIALL und GREENWOOD, 1877-78b; MOJSISOVICS, 1879). Er wird ebenfalls vom „Ramus descendens" des N. hypoglossus innerviert (EALES, 1926a).

M. cricothyroideus

Der Ansatz des M. cricothyroideus am Schildknorpel ist beim Asiatischen Elefanten sehnig, sein Ursprung am Ringknorpel jedoch fleischig (GHETIE, 1944). Dieser Muskel verengt die Stimmritze und wird vom „N. laryngeus" innerviert (EALES, 1926a). Seine Muskelfasern verlaufen beim Afrikanischen Elefanten fast horizontal; die oberflächlichen Fasern der Muskeln beider Körperseiten gehen in der Medianen ineinander über und leiten so zu einem „M. thyroideus transversus impar" über (SCHNEIDER, 1964). ROSENBAUER (1957) beschreibt beim Asiatischen Elefanten einen „M. laryngopharyngicus" (NAV: M. cricopharyngeus) als eine Abspaltung des „M. constrictor pharyngis inferior" (NAV: Musculi constrictores pharyngis caudales), der in den Ursprungsabschnitt des M. cricothyroideus einstrahlt.

M. cricoarytenoideus lateralis

Der M. cricoarytenoideus lateralis verengt die Stimmritze (EALES, 1926a; GHETIE, 1944). An seinem ventral gelegenen Ursprung am Ringknorpel kann man beim Asiatischen Elefanten drei Teile unterscheiden, die sich vor der dorsalen Ansatzstelle am Processus muscularis der Aryknorpel zu einer kräftigen Sehne vereinigen. Am Vorderrand des Ringknorpels ist der Muskel von einem Schleimbeutel unterlagert (GHETIE, 1944). Dieser Muskel wird vom „N. laryngeus" innerviert (EALES, 1926a).

M. cricoarytenoideus dorsalis

Der M. cricoarytenoideus dorsalis erweitert als einziger Muskel die Stimmritze (EALES, 1926a; GHETIE, 1944). Er zieht von der Lamina des Ringknorpels zum Processus muscularis des Stellknorpels (MARIAPPA, 1986) und wird vom „N. laryngeus" innerviert (EALES, 1926a).

M. arytenoideus transversus

Der M. arytenoideus transversus verbindet die beiden Aryknorpel und verengt die Stimmritze (EALES, 1926a; GHETIE, 1944; MOJSISOVICS, 1879). Beim Asiatischen Elefanten ist der Muskel im Bereich der Medianebene durch eine Zwischensehne unterbrochen (MIALL und GREENWOOD, 1877-78b; SCHNEIDER, 1964). Die Innervation erfolgt durch den „N. laryngeus" (EALES, 1926a).

M. thyroarytenoideus

MIALL und GREENWOOD (1877-78b) beschreiben den M. thyroarytenoideus beim Asiatischen Elefanten als einheitlichen Muskel, der entlang der gesamten Medianlinie im Bereich des Schildknorpels entspringt; d. h. auch am elastischen Bindegewebe, welches die Incisura thyroidea caudalis verschließt. Seine Fasern ziehen schräg nach caudal und inserieren an der äußeren „posterioren" Fläche der Aryknorpel. Nach MARIAPPA (1986) besteht der M. thyroarytenoideus beim Asiatischen Elefanten aus zwei Anteilen, dem M. vocalis und dem M. ventricularis. Der Ursprung des M. vocalis ist zweigeteilt und befindet sich am Processus vocalis des Stellknorpels. Er setzt einheitlich an der Innenseite des Schildknorpels an (GHETIE, 1944). Der M. vocalis ist ebenso wie der M. ventricularis ein Verenger der Stimmritze. Der M. ventricularis ist breit, und seine Fasern verlaufen parallel (GHETIE, 1944). Er zieht vom Schildknorpel zum Processus muscularis der Gießkannenknorpeln (GHETIE, 1944; MARIAPPA, 1986). EALES (1926a) beschreibt beim Afrikanischen Elefanten nur einen M. thyroarytenoideus der von einem Ast des N. vagus innerviert wird. FORBES (1879) erwähnt, dass die Eigenmuskulatur des Larynx des Afrikanischen Elefanten der Beschreibung von MIALL und GREENWOOD (1877-78b) entspricht.

2.3.4 Pars laryngea pharyngis und Aditus laryngis

WATSON (1873) beschreibt erstmals den so genannten „Pharyngealsack" des Asiatischen Elefanten. Es handelt sich seiner Schilderung nach um einen großen

Sack, der es dem Elefanten ermöglicht, eine beträchtliche Menge an Flüssigkeit zu speichern und der direkt an die sehr enge, obere „Pharynxapertur" anschließt. Seiner Ansicht nach erklärt dies die Fähigkeit des Elefanten, mit dem Rüssel Wasser aus dem Rachenbereich aufzunehmen und sich damit zu besprengen, um sich Abkühlung zu verschaffen. Der Boden dieses Pharyngealsacks erstreckt sich von der Epiglottis bis zum Zungengrund, und wird „von hinten nach vorne vom Schildknorpel, der Membrana thyrohyoidea und dem Zungenbein geformt". Seine Lateralflächen werden durch die Seitenwände des Pharynx, genauer gesagt durch die „Mm. constrictor pharyngis superior", styloglossus sowie hyoglossus gebildet. Die „anteriore" Grenze bildet der Zungengrund, während seine „posteriore" Wand durch die Absenkung des weichen Gaumens geformt wird oder – wenn dieser hochgezogen ist – frei mit dem Oesophagus kommuniziert. Zwischen dem „konkaven" Zungenbein und dem Pharyngealsack beschreibt WATSON (1873) außerdem eine große Ansammlung an lockerem und dehnbarem Bindegewebe, die die Expansion des Sackes begünstigt. Der weiche Gaumen bildet ein beinahe vollständiges Muskeldiaphragma aus, durch dessen zentrale Öffnung der obere Teil des Larynx emporragt. MIALL und GREENWOOD (1877-78b) bestätigen die Erkenntnisse von WATSON (1873) nur eingeschränkt. Sie fanden beim Asiatischen Elefanten, der aber – worauf sie ausdrücklich hinweisen – nicht voll ausgewachsen war, nur einen Pharyngealsack geringer Größe, der nicht so weit ausgedehnt werden konnte, um ein „pint" Wasser (ca. 0,6 l) zu fassen. Sie schlossen daraus, dass seine Funktion nicht die Speicherung von Wasser sein könne. „Hinter" dem Velum palatinum beschreiben sie eine größere „Höhle", die jedoch aufgrund der Öffnung in die Trachea nicht als Wasserreservoir geeignet erscheint. MOJSISOVICS (1879) konnte beim juvenilen Afrikanischen Elefanten nach Eröffnung der oberen Pharynxwand und Durchtrennung des weichen Gaumens einen Pharyngealsack nur als „leicht zu übersehende, seichte Grube" ausmachen. Er beschreibt den Bereich um den Aditus laryngis jedoch sehr detailliert. Die Musculi palatopharyngei umschließen demnach den Zugang zum Larynx. Durch kräftige Kontraktionen dieser Muskeln kann der Aditus laryngis vollständig geschlossen werden. Sie trennen den zwischen dem Aditus laryngis und der lateralen Schlundkopfwand gelegenen Raum in zwei ziemlich tiefe Gruben oder Säcke. Der „innere, untere" dieser Säcke wird durch die ventrale Seite des M. palatopharyngeus begrenzt. Im Bereich der Insertion dieses Muskels am Gaumen formiert sich eine hohe, mäßig straffe Schleimhautfalte, die nach caudal zieht und sich in der Ösophagusschleimhaut verliert. Nahe ihrer Ursprungsstelle sendet sie eine weitere, kurze Querfalte nach medial zur Epiglottis und verbindet sich bogenförmig mit der korrespondierenden Falte der anderen Seite. MOJSISOVICS (1879) bezeichnet sie als „Plica palato-epiglottica". Caudal wird diese Sackbildung durch die Pharynxwand begrenzt, die ventrale Begrenzung bilden die Musculi thyroarytenoidei. Nach Meinung des Autors entspräche dieser Sack der Lage nach am ehesten dem „Sinus pyriformis" (NAV: Recessus piriformis) des Menschen. Der „äußere, obere" Sack wird fast ausschließlich vom M. palatopharyngeus gebildet, der in der Mitte seiner oberen Fläche bis zu einem halben Zentimeter ausgebuchtet ist. Die „seitliche" und „obere" Begrenzung bildet die Pharynxwand (MOJSISOVICS, 1879).

2.3.5 Vestibulum laryngis und Glottis

Das Vestibulum laryngis erstreckt sich vom Larynxeingang bis zu den „falschen Stimmbändern" (MARIAPPA, 1986). Obwohl in der hier zitierten Literatur der Begriff „cord", also dt. Band, verwendet wird, ist anhand der beschriebenen Strukturen davon auszugehen, dass es sich um die Vestibular_falte_ handelt und die Begriffe Falte und Band synonym verwendet wurden. Das „falsche Stimmband", die Plica vestibularis, ist nach MARIAPPA (1986) beim Asiatischen Elefanten als prominente abgerundete Mukosafalte sichtbar, die in der lateralen Wand des Larynx von der Wurzel der Epiglottis zu den Aryknorpeln zieht und nahe des Processus vocalis anheftet. Auch MAYER (1847) beschreibt beim Asiatischen Elefanten ein Ligamentum vestibulare. Nach MIALL und GREENWOOD (1877-78b) ist es kaum erkennbar, während es nach HARRISON (1850) überhaupt fehlt. FORBES (1879) kann beim Afrikanischen Elefanten ein Ligamentum vestibulare nur undeutlich erkennen, PLATEAU und LIENARD (1881) beschreiben jedoch sein Vorkommen beim erwachsenen Tier. Nach GHETIE (1944) fehlen beim Afrikanischen Elefanten die Ventriculi laryngis laterales, während PLATEAU und LIENARD (1881) ebenso wie FORBES (1879) und MAYER (1847) seitliche Kehlkopftaschen beschreiben.

HARRISON (1850) und WEISS (1924) fanden bei ihren Untersuchungen am Asiatischen Elefanten keine seitlichen Kehlkopftaschen. Bei MARIAPPA (1986) hingegen sind die „echten" und „falschen" Stimmbänder durch eine seitliche Kehlkopftasche getrennt. Er beschreibt den Verlauf des caudal gelegenen „echten" Stimmbands als parallel zum „falschen". Es entspringt am Schildknorpel im Bereich der Basis der Epiglottis und setzt am Processus vocalis des Aryknorpels an. Es verbreitert sich in seinem Verlauf nach dorsal und seine mediale Fläche ist eingedellt, sodass sich die Glottis als vertikaler Schlitz darstellt, der dorsal etwas breiter als ventral ist. Nach MIALL und GREENWOOD (1877-78b) sind die „unteren" oder „echten" Stimmbänder gerade und mit einer scharfen, vibrationsfähigen Kante versehen. FORBES (1879) gab bei einem fünfjährigen weiblichen Elefanten die Länge der Stimmfalten mit 7 cm an. SIKES (1971) beschrieb bei einem Afrikanischen Elefanten unbekannten Alters und Geschlechts eine Stimmfalte mit einer Länge von 7,5 cm. Obwohl in der anatomischen Literatur über den Afrikanischen Elefanten keine konkrete Angabe über den Winkel zwischen der Stimmfalte und der Kehlkopflängsachse vorhanden ist, erwähnt SCHNEIDER (1964), dass die Plicae vocales bei Loxodonta africana steil nach „cranial" zum Unterrand des Schildknorpels ziehen und somit in einem ähnlichen Winkel wie bei den Robben verlaufen.

2.4 Vokalisation des Afrikanischen Elefanten

Afrikanische Elefanten verfügen über ein komplexes Kommunikationssystem und außergewöhnliche stimmliche Fähigkeiten (POOLE et al., 2005; STOEGER-HORWARTH et al. 2007); in einzelnen Fallberichten wurde sogar das Imitieren von Lauten beschrieben (POOLE et al., 2005). Die Vokalisation der Afrikanischen Elefanten reicht von hochfrequentem Schreien, Trompeten und Brüllen (322-570 Hz) bis zu niedrigfrequenten Lauten wie dem "Growling" oder "Rumbling" mit einem Frequenzbereich zwischen 18-28 Hz (BERG, 1983). Derzeit sind in der Literatur neun verschiedene Lautäußerungen identifiziert: „Grunt", „Bark", „Rumble", „Trumpet", „Roar", „Snort", „Rev", „Croak", und „Chuff" (BERG, 1983; LEONG et al., 2003a; SOLTIS, 2009; STOEGER-HORWARTH et al., 2007). Adulte weibliche Elefanten vokalisieren häufiger als ihre männlichen Artgenossen und produzieren auch differenziertere Laute (POOLE et al., 1988), während dieser Unterschied bei juvenilen Tieren nicht nachweisbar war (STOEGER-HORWARTH et al., 2007). STOEGER-HORWARTH et al., (2007) unterschieden bei Jungtieren sechs verschiedenen Lautäußerungen: „Rumble", „Bark" „Grunt", „Roar", (unterteilt in laut, tonal und gemischt), „Snort" und „Trumpet". Beim adulten Afrikanischen Elefanten sind die Lautäußerungen „Rumble", „Trumpet", „Roar", „Snort", „Rev", „Croak" und „Chuff" beschrieben (LEONG et al., 2003a). Darüber hinaus wurden bis zu 31 verschiedene Subtypen dieser Lautarten identifiziert (LANGBAUER et al., 2000). Da Elefanten die Fähigkeit besitzen, Laute in sehr niedrigen Frequenzbereichen zu produzieren, wird angenommen, dass sie über sehr weite Distanzen kommunizieren können (PAYNE et al., 1986). Tiefe Frequenzen sind weniger anfällig für Störungen oder Überlagerungen und verbreiten sich über größere Distanzen. Die geringe Störungsanfälligkeit ist für eine Kommunikation in dichter Vegetation von Vorteil. Anhand eines Playback-Versuchs konnte gezeigt werden, dass weibliche Afrikanische Elefanten Infraschallrufe auf eine Distanz von 1,2 km registrierten, männliche Tiere sogar bei bis zu 2 km Abstand zur Schallquelle. Aufgrund der geringen Lautstärke der Playback-Aufnahmen vermuten die Autoren, dass Elefanten über eine Distanz von mindestens 4 km kommunizieren können (LANGBAUER, 1991). Mc COMB et al. (2003) kamen mit ähnlichen Playback-Versuchen zu der Erkenntnis, dass Afrikanische Elefanten Kontaktrufe aus ihrem Familienverband über eine Distanz von 2,5 km wahrnehmen, dass ein Erkennen ihrer Familienmitglieder jedoch erst bei Distanzen zwischen 1-1,5 km stattfindet. Daten zur Hörfähigkeit der Afrikanischen Elefanten liegen nicht vor, bei Asiatischen Elefanten stellte man jedoch fest, dass diese, obwohl sie niedrigere Frequenzen als anderer Säugetiere wahrnehmen können, weniger sensitiv auf Frequenzen unter 100 Hz reagieren als auf Frequenzen zwischen 100 Hz und 5 kHz (HEFFNER und HEFFNER, 1982). McCOMB et al. (2000; 2003) schließen daraus, dass Frequenzen im Bereich über 30 Hz wichtiger für die Kommunikation über weite Strecken sind als Frequenzen darunter und dass Elefanten Infraschallaute einfach aufgrund ihrer Größe und damit auch der Größe ihrer Stimmfalten produzieren können. Sie vermuten außerdem, dass der Rüssel und eventuell auch eine „pharyngeale" Höhle (SOSHANI, 1998) als Verstärker wirken. Der Vokaltrakt der Afrikanischen Elefanten ist unter den Mammalia einzigartig, einerseits durch eine Verlängerung in Form des Rüssels und andererseits durch die enorme Größe dieser Tiere und damit einhergehend die Größe ihrer stimmbildenden Organe (SOLTIS, 2009). Die große Masse und die hohe Elastizität der Stimmfalten erzeugt niedrige Grundfrequenzen von bis zu 15 Hz (GARSTANG, 2010). Die Länge des oberen Vokaltraktes wirkt sich auf die Formantfrequenzen aus (SOLTIS, 2009; TITZE, 1994). Exakte Messungen zur Länge des Vokaltrakts beim Afrikanischen Elefanten liegen nicht vor, SOLTIS (2009) schätzt anhand der vorhandenen Daten die Gesamtlänge des Vokaltrakts inklusive Rüssel auf etwa 2,5 m. Nach GARSTANG (2010) kann die Länge des Vokaltrakts beim Afrikanischen Elefanten vom Larynx bis zur Rüsselspitze bis zu 5 m betragen. Beide Autoren gehen auch davon aus, dass der „Pharyngealsack" und der Zungenbeinapparat mit seinen lose verbundenen Anteilen, die Flexibilität und laryngeale Beweglichkeit garantieren, die Lautproduktion beeinflussen. Während das Zungenbein der meisten Säugetieren aus zehn Knochen zusammengesetzt ist, besteht das Zungenbein des Afrikanischen Elefanten aus nur fünf Knochen, die durch flexible Muskeln, Sehnen und Bänder verbunden sind. Der Pharyngealsack und die Nasenhöhle dürften ebenfalls Auswirkungen auf die akustischen Eigenschaften der Lautäußerungen haben (SOLTIS, 2009; GARSTANG, 2010). Die Fähigkeit zur Kommunikation über weite Strecken hat weit reichende Konsequenzen für den Afrikanischen Elefanten: Reproduktionserfolg, sozialer Zusammenhalt in der Gruppe, die Vermeidung von Gefahrensituationen aber auch die Trennung von anderen Herden zur Optimierung der Verteilung karger Ressourcen hängen in hohem Maße mit dieser Kommunikationsleistung zusammen (GARSTANG, 2010).

3. Material und Methode

3.1 Auswahl der Elefanten

Die in der vorliegenden Arbeit untersuchten Individuen umfassten zwei erwachsene, weibliche Afrikanische Elefanten aus dem Zoo Schönbrunn in Wien sowie zwei juvenile Elefanten unbekannten Alters und Geschlechts, die in den 1990er Jahren im Rahmen eines offiziellen Programms zur Populationskontrolle im Krüger-Nationalpark in Südafrika getötet worden waren (Tab. 1, Überblick über die untersuchten Individuen und die durchgeführten Untersuchungen).

Tab. 1: Individuen und Art der Untersuchung:

Präparat	Geschlecht, Alter	Art der Untersuchung
Jumbo	weiblich, 46 Jahre	A, V, CT, H_P
Anna	weiblich, 40 Jahre	A, V, CT
Juvenil 1	unbekannt	A, V, H_P, H_E
Juvenil 2	unbekannt	A, V

A Präparation, makroskopisch-anatomische Beschreibung des Präparates, V Vermessung CT computertomographische Untersuchung, H_P Histologische Untersuchung der Plicae vocalis et vestibularis, H_E Histologische Untersuchung der Epiglottis

3.2 Anatomische Präparation der Larynges

Die zur Verfügung stehenden Kehlköpfe wurden nach den Methoden der makroskopischen Anatomie präpariert, die Benennung der anatomischen Strukturen erfolgte nach der Nomina Anatomica Veterinaria (NAV, 2005) bzw. der Terminologia Anatomica (1998). Die untersuchten Körperteile der erwachsenen Tiere umfassten die caudale Zungenregion, die Pars nasalis pharyngis, den Larynx und die cranialen Oesophagus- und Tracheabereiche. Bei den zwei juvenilen Elefanten befand sich der Larynx noch in situ, sodass hier die umgebenden Strukturen und Gefäße zuerst dargestellt werden konnten, bevor der Larynx präpariert wurde.

Die Präparation erfolgte von lateral. Die Pharynxmuskulatur wurde dargestellt, der Verlauf der A. carotis communis, der V. jugularis externa und des Tr. vagosympathicus verfolgt und deren Äste an den Larynx dargestellt. Im Anschluss wurde die Raphe pharyngis median durchtrennt und die Pars laryngea pharyngis eröffnet. Die Eigenmuskulatur des Larynx wurde präpariert und beschrieben. Proben für die histologische Untersuchung der Stimmfalten und einiger Bänder wurden entnommen.

Die Dokumentation der anatomischen Strukturen erfolgte mit einer Digitalkamera (Canon Digital IXUS 60, Tokio, Japan).

3.3 Messungen

Es wurden Längen-, Breiten-, Höhen- und Dickenmaße der Kehlkopfknorpel erfasst. Zur Messwerterfassung wurden den entsprechenden Strukturen die Schenkel eines Zirkels angelegt und anschließend der ermittelte Abstand mit einem Lineal vermessen. Die Auswahl der Messstrecken an den orientierte sich an den Angaben von KÖHLER (1982). Die Daten wurden in eine Microsoft® Excel-Tabelle eingetragen (Tab. 2) Folgende Messwerte wurden ermittelt:

A) Cartilago thyroidea (Abb. 1 und 2):
    a. Länge des Corpus von der Incisura thyroidea caudalis bis zur Mitte des rostralen Corpusrandes (L1)
    b. Maximale Länge der Lamina (L2)
    c. Maximale Breite des Schildknorpels (B)
    d. Maximale Höhe des Schildknorples (H)
    e. Länge der Cornua rostralia (L3)
    f. Länge der Cornua caudalia (L4)
    g. Maximale Länge des Schildknorpels von der Spitze der rostralen bis zur Spitze der caudalen Hörner (L_{max})

B) Cartilago cricoidea (Abb. 3-5):
   a. Länge der Lamina in rostrocaudaler Ausdehnung ohne deren caudalen Fortsatz (L1)
   b. Breite der Lamina in transversaler Richtung, gemessen von der linken zur rechten Facies articularis (B1)
   c. Vertikaler und horizontaler Durchmesser der rostralen Ringknorpellichtung und vertikaler Durchmesser der caudalen Ringknorpellichtung (D1), (D2), (D3)
   d. Länge und Breite des caudalen Fortsatzes (L2), (B2)

C) Cartilago arytenoidea (Abb. 6 und 7):
   a. Maximale Länge vom Scheitelpunkt des Processus corniculatus bis zum freien Ende des Processus vocalis (L1)
   b. Maximale Breite vom Processus muscularis bis zum Processus medianus (Cartilago interarytenoidea) (B)
   c. Länge der Basis vom Processus vocalis zum Processus medianus (Cartilago interarytenoidea) (L2)

D) Epiglottis (Abb. 8):
   a. Länge (L)
   b. Maximale Breite (B)

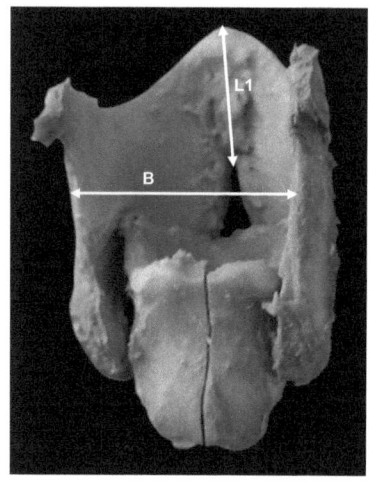
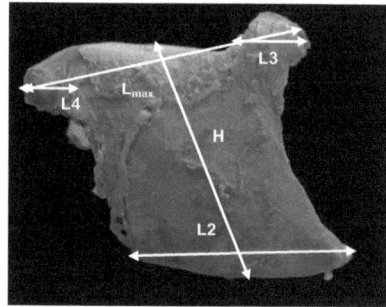

Abb. 1   Abb. 2

Abb. 1 und 2: Messungen am Schildknorpel, Abb. 1: Ansicht von dorsal. Abb. 2: Ansicht von rechts lateral.

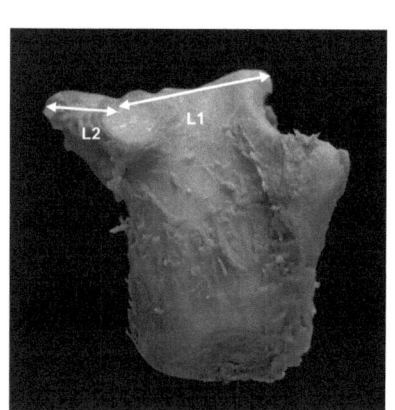
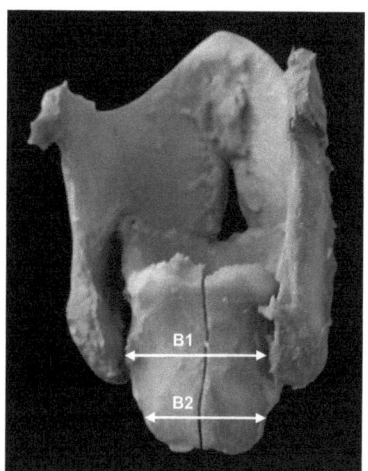

Abb. 3   Abb. 4

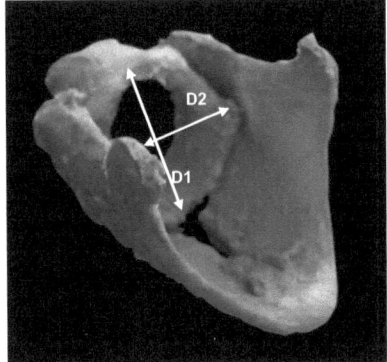

Abb. 5

Abb. 3 - 5: Messungen am Ringknorpel, Abb. 3. Ansicht von rechts lateral. Abb. 4: Ansicht von dorsal. Abb. 5: Ansicht von rostrolateromedial.

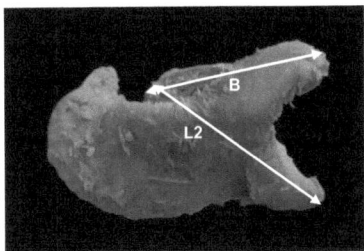 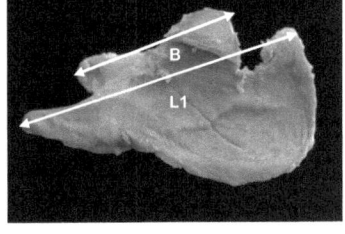

Abb. 6   **Abb. 7**

Abb. 6 und 7: Messungen am Stellknorpel, Abb.6: Linker Stellknorpel, Ansicht von lateral. Abb. 7: Ansicht von medial.

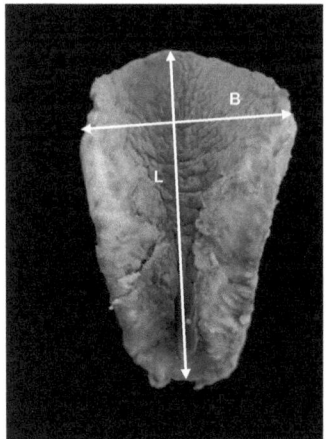

Abb. 8: Messungen an der Epiglottis, Ansicht von dorsal.

Zusätzlich wurde die Länge der rostralen Kante der Stimmfalte sowie der Winkel zwischen Stimmfalte und Kehlkopflängsachse gemessen (Abb. 9).

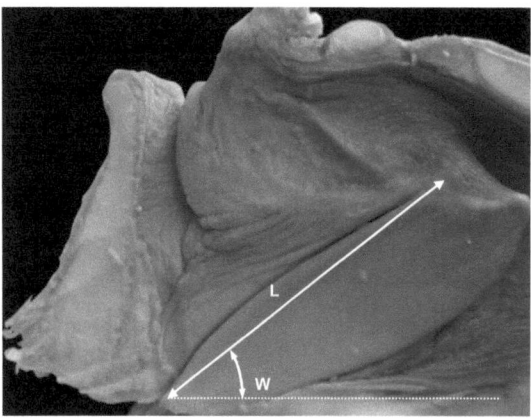

Abb. 9: Messung der Länge der rostralen Kante der Stimmfalte (L) sowie des Winkels zwischen Stimmfalte und Kehlkopflängsachse (W).

3.4 Computertomographische Dokumentation

Bei den beiden adulten Tieren wurde der Larynx mit einem Spiral-Computertomographen (GT HISPEED DX/I PL single slice der Firma GE Medical Systems, Milwaukee, USA) dargestellt. Es wurden jeweils eine ventrodorsale und eine laterolaterale Scoutaufnahme durchgeführt. Die Aufnahmen wurden mit 120 kV und 80 mA bei einer Scanzeit von 2 s durchgeführt. Weitere Nachbearbeitungen der Aufnahmen wurden mit dem Programm eFilm (TM) Lite (TM) (Fa. Merge Healthcare, Milwaukee, USA) durchgeführt. Die Herstellung der computertomographischen Aufnahmen bzw. deren dreidimensionale Bearbeitung erfolgte an der Klinik für Bildgebende Diagnostik der Veterinärmedizinischen Universität Wien.

3.5 Histologische Untersuchungen

3.5.1 Probenahme

Zur histologischen Untersuchung wurden die Plicae vocalis und vestibularis eines erwachsenen und eines juvenilen Tieres und die Epiglottis eines juvenilen Elefanten entnommen.

3.5.2 Fixierung der Proben

Die Präparate der adulten Elefanten wurden unmittelbar nach ihrer Entnahme in 4 %iger neutraler Formaldehydlösung fixiert. Die Proben der juvenilen Elefanten waren über mehrere Jahre am Department für Anatomie und Zoologie der Universität Pretoria (Onderstepoort), Südafrika, in Formalin gelagert und die Proben wurden nach Entnahme ebenfalls in 4 %ige neutrale Formaldehydlösung überführt.

3.5.3 Entkalkung und Einbettung der Proben

Nach dem Fixieren wurden die Proben zugeschnitten und in einem Gemisch aus gleichen Teilen Ameisensäurelösung (125 mg konzentrierte Ameisensäure in 125 ml destilliertem Wasser) und Natriumzitratlösung (50 g Natriumzitrat in 250 ml destilliertem Wasser) entkalkt, in 5%iger Natriumsulfatlösung gebeizt und unter fließendem Wasser gespült. Anschließend wurden die Proben in einer aufsteigenden Ethanolreihe entwässert und in Paraplast® (Histo-Comp, Giessen, Deutschland) eingebettet.

Für die Färbungen wurden etwa 4 µm dicke Serienschnitte angefertigt, die auf mit 3-Aminopropyl-triethoxy-silan (Sigma, Wien, Österreich) beschichtete Objektträger aufgebracht und im Trockenschrank bei 37°C für mindestens 24 Stunden getrocknet wurden.

Danach wurden die Proben für zweimal fünf Minuten in Xylol entparaffiniert und in eine absteigende Alkoholreihe (zweimal zwei Minuten in 100%igem Ethanol, zwei Minuten in 96%igem Ethanol und zwei Minuten in 70%igem Ethanol) und schließlich in Aqua dest. überführt.

3.5.4 Angewendete Färbungen

3.5.4.1 Hämatoxylin-Eosin (HE)-Färbung

Die Übersichtsfärbung aller Präparate erfolgte mit Mayers Hämatoxylin und Eosin (HE)-Färbung. Die Zellkerne erscheinen blau-violett und das Zytoplasma rosa.

Für die Färbung wurden die Schnitte für vier bis sechs Minuten in Hämatoxylin I (Richard-Allan Scientific, Kalamazoo, MI, USA) verbracht, danach kurz mit Aqua dest. gespült und für zehn Minuten unter fließendem Leitungswasser gebläut. Anschließend erfolgte die Färbung mit 0,1%igem Eosin gelblich (Riedel-de-Haen, Seelze, Deutschland) für weitere fünf Minuten. Nach neuerlichem Spülen mit Aqua dest. wurden die Präparate für zwei Minuten in 96%igen Ethanol, dann für zweimal zwei Minuten in 100%igen Ethanol und schließlich für zweimal zwei Minuten in Xylol überführt. Im Anschluss an die Färbereihe wurden die Schnitte mit DPX (Fluka, Buchs, Schweiz) und Deckgläsern eingedeckt.

3.5.4.2 Van Gieson Bindegewebsfärbung

Mit dieser Färbung werden kollagene Bindegewebsfasern rosarot dargestellt und können damit von den gelb gefärbten Muskelfasern unterschieden werden. Zellkerne stellen sich schwarz dar.

Das Entparaffinieren der Schnitte erfolgt wie oben beschrieben, allerdings mit 80%igem Alkohol als letztem Schritt. Danach wurde für zwei Minuten mit Weigertschem Eisenhämatoxylin (Stammlösung: 1 g Hämatoxylin gelöst in 100 ml 96%igem Ethanol 1:1 gemischt mit 1,5g Eisen(III)chlorid Hexahydrat gelöst in 100 ml Aqua dest. und Zusatz von 1ml konzentrierter Salzsäure pro 100 ml Lösung) gefärbt. Nach kurzem Abspülen mit 80%igem Alkohol und Aqua dest. wurden die Schnitte für sechs Minuten in Leitungswasser gewässert. Darauf folgte die Gegenfärbung mit Pikrofuchsin für weitere fünf Minuten. Nach neuerlichem kurzem Abspülen mit Aqua dest. wurden die Proben in der oben beschriebenen Weise entwässert und eingedeckt.

3.5.4.3 Resorcin-Fuchsin Färbung nach Weigert (1898)

Diese Färbung wird zum Nachweis von elastischen Fasern angewendet. Diese Fasern stellen sich dunkellila dar, Zellkerne färben sich rot.

Die Färbung wurde nach den Angaben in ROMEIS (1989) durchgeführt. Nach dem Entparaffinieren und Verbringen in eine absteigende Ethanolreihe bis zu 80%igem Alkohol folgte die Färbung in Resorcin-Fuchsin Färbelösung (Chroma, Münster, Deutschland) für dreißig Minuten. Anschließend wurden die Proben mit 80%igem Ethanol und Aqua dest. gespült und zuletzt eine Minute unter fließendem Leitungswasser ausgewaschen. Im nächsten Schritt erfolgte die Färbung mit Kernechtrot-Aluminiumsulfat (Chroma, Münster, Deutschland) für zehn Minuten. Nach dem Spülen mit Aqua dest. wurden die Präparate zur Differenzierung für zwei Minuten in 96%igen Alkohol überführt, bevor sie entwässert und eingedeckt wurden.

3.5.4.4 Safranin O Färbung nach Lillie (1954)

Zum Nachweis von sauren Proteoglykanen (Schleim, Knorpel, Mastzellgranula) wurde die Safranin O Färbung angewendet. Kerne färben sich hier schwarz, Zytoplasma graugrün und saure Proteoglykane orangerot bis lila.

Die Schnitte wurden in der oben angegebenen Weise entparaffiniert und in eine absteigende Ethanolreihe bis zu 80%igem Alkohol verbracht. Anschließend folgt eine einminütige Färbung mit Weigertschem Eisenhämatoxylin (Herstellung der Lösung wie oben beschrieben). Nach kurzem Abspülen in 80%igem Ethanol und Aqua dest. und sechsminütigem Waschen in fließendem Leitungswasser wurden die Schnitte in 0,1%ige Lichtgrün SF gelblich (Fluka, Buchs, Schweiz) Lösung getaucht, bevor sie kurz in 1 %ige Essigsäure-Lösung eingebracht und erneut mit Aqua dest. gespült wurden. Im nächsten Schritt erfolgte die Färbung mit Safranin O (Sigma, Wien Österreich) für vier bis sechs Minuten, bevor die Schnitte wie oben beschrieben dehydriert und eingedeckt wurden.

4. Ergebnisse

4.1. Makroskopisch-anatomische Darstellung des Larynx beim Afrikanischen Elefanten

4.1.1 Lage des Larynx

Der Larynx des Afrikanischen Elefanten liegt retromandibulär in der oberen Halsgegend.

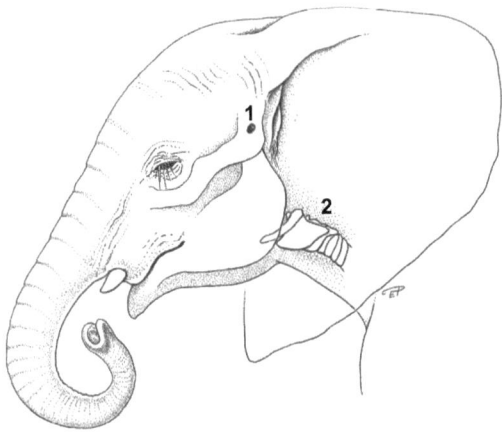

Abb. 10: Kopf und Hals eines Afrikanischen Elefanten, Ansicht von links lateral.
1 Gehörgang, 2 Larynx.

4.1.2 Cartilagines laryngis

Cartilago thyroidea

Der Schildknorpel setzt sich aus zwei rhombenförmigen Seitenplatten zusammen, die ventral unvollständig miteinander verschmolzen sind. Sein rostraler Rand ist leicht eingezogen, während der caudale Rand eine nach caudal konvexe Wölbung aufweist.

Der Dorsalrand der Laminae ist dorsal konvex vorgewölbt und läuft rostral in einen Fortsatz, das Cornu rostrale, aus. Dieses trägt lateral die Gelenkfläche zur Artikulation mit dem Thyrohyoid. Das Rostralhorn ist der Lamina rostrodorsal angefügt und weist eine abgerundete Form auf. Auch ein Cornu caudale ist ausgebildet. Dessen dorsaler Rand verläuft anfangs in Verlängerung des Dorsalrandes der Lamina nach caudal, neigt sich aber gegen das caudale Ende des Horns leicht nach ventral. Die Gelenkfläche zum Ringknorpel, Facies articularis cricoidea, liegt medial am Caudalhorn (Abb. 11).

Aufgrund der unvollständigen ventralen Verschmelzung der beiden Schildknorpelplatten ergibt sich eine sehr tiefe Incisura thyroidea caudalis, die sich etwa über die halbe Länge der rostrocaudalen Ausdehnung der Lamina erstreckt (Abb. 19 und 20). Sie wird von einer sehr straffen Membrana cricothyroidea ausgefüllt, die den Schildknorpel zusätzlich mit dem Ringknorpel verbindet. Eine Incisura thyroidea cranialis ist hingegen nicht vorhanden.

Auf Höhe des ventralen Randes des caudalen Horns befindet sich an der Grenze zwischen mittlerem und caudalem Drittel des Schildknorpels die Durchtrittsöffnung für den N. laryngeus cranialis, das Foramen thyroideum. Bei einem Präparat eines juvenilen Afrikanischen Elefanten fand sich ein zweites Foramen in selber Höhe, allerdings etwas weiter rostral (Abb. 11).

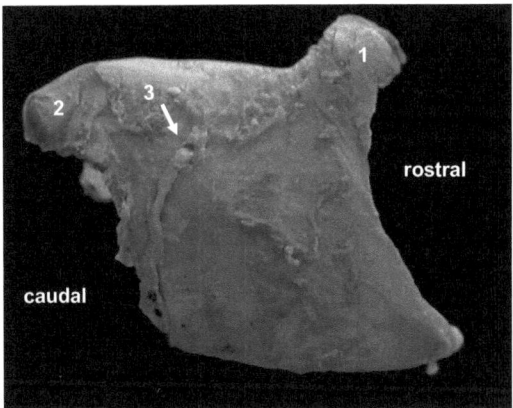

Abb. 11: Cartilago thyroidea, Ansicht von rechts lateral.
1 Cornu rostrale, 2 Cornu caudale, 3 Durchtritt des N. laryngeus cranialis.

Cartilago cricoidea

Der Ringknorpel des Afrikanischen Elefanten besteht aus einer mächtigen Platte, Lamina cartilaginis cricoideae, die in einen sehr breiten Ringknorpelreif, Arcus cartilaginis cricoideae übergeht. Er bildet damit einen geschlossenen Ring, der Umriss der Lichtung ist oval (längere Achse dorsoventral).

Die Ringknorpelplatte hat eine annähernd rechteckige Form, wobei ihre rostrale Kante eine mediane Einziehung aufweist. Der caudale Rand verläuft hingegen gerade. Die Lamina cartilaginis cricoideae überragt den Arcus cartilaginis cricoideae caudal deutlich weiter als rostral. Betrachtet man den Ringknorpel von lateral, so läuft die Lamina caudal eher zugespitzt aus, während sie rostral einen hornähnlichen Fortsatz trägt, auf dem sich die Gelenkflächen für die Aryknorpel, die Facies articulares arytenoideae, befinden (Abb. 12).

Am caudalen Ende des Ringknorpels stellt sich direkt am Übergang der Lamina in den Arcus beidseits die Gelenkfläche zur Artikulation mit dem Schildknorpel, Facies articularis thyroidea, dar. Sie bildet eine sehr tiefe, annähernd halbkugelförmige

Gelenkspfanne für den Gelenkkörper am Cornu caudale des Schildknorpels aus. Der Arcus cartilaginis cricoideae trägt außerdem im dorsalen Drittel seines rostralen Randes einen dreieckigen, abgerundeten Fortsatz, dessen Außenfläche der medialen Fläche des Thyroids anliegt. Der caudale Rand des Cricoids ist leicht konkav (Abb. 12).

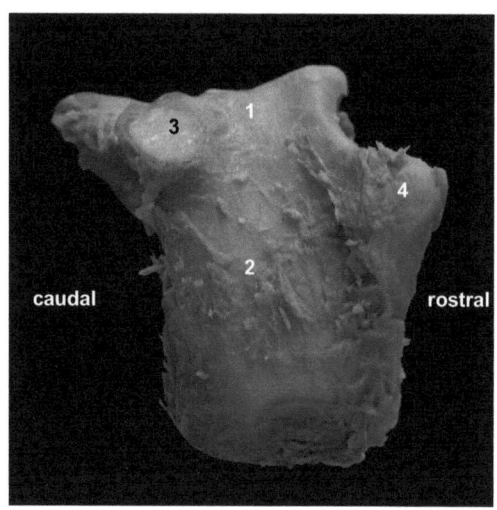

Abb. 12: Cartilago cricoidea, Ansicht von rechts lateral.
1 Lamina cartilaginis cricoideae, 2 Arcus cartilaginis cricoideae, 3 Facies articularis thyroidea, 4 Ausbuchtung im dorsalen Drittel des rostralen Randes des Arcus cartilaginis cricoideae.

Cartilago arytenoidea

Die paarigen Aryknorpel haben in der Lateralansicht in etwa die Form eines liegenden Ypsilons. An ihrer rostrodorsalen Fläche läuft die Apex cartilaginis arytenoideae in einen deutlichen Processus corniculatus aus, der in den konkaven, dorsalen Rand des Aryknorpels übergeht (Abb. 13).

Caudodorsal befindet sich ein prominenter Processus muscularis, der nach lateral weist und an dessen medialer Fläche sich die Gelenkfläche zum Ringknorpel, Facies articularis cricoidea, befindet. Caudoventral ist ein nach medial gerichteter Processus vocalis ausgebildet (Abb. 13 und 14). Diese beiden Fortsätze verleihen der caudalen Kante des Aryknorpels eine konkave Form. Die Cartilagines arytenoideae besitzen rostral ihrer Gelenkfläche zum gegenüberliegenden Stellknorpel eine unpaare Cartilago interarytenoidea (Abb. 14).

Die mediale Fläche des Stellknorpels ist vorwiegend glatt und wölbt sich geringgradig nach lateral (Abb. 14).

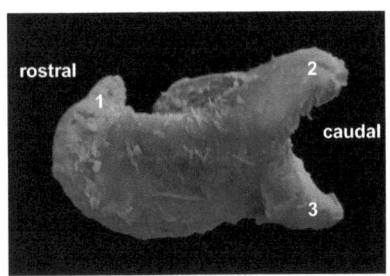 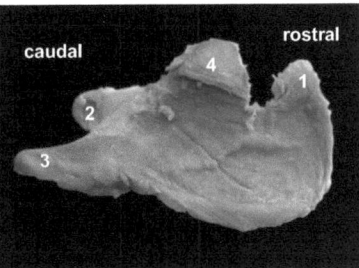

Abb. 13   Abb. 14
Abb. 13 und 14: Linke Cartilago arytenoidea, Abb. 12: Ansicht von lateral. Abb. 13: Ansicht von medial.
1 Processus corniculatus, 2 Processus muscularis mit Facies articularis cricoidea, 3 Processus vocalis, 4 Cartilago interarytenoidea.

Epiglottis

Die Epiglottis ist kurz und breit und hat in etwa die Form einer Katzenzunge. An ihrer Basis findet man eine mediane Einziehung; ein Stiel im Sinne eines Petiolus epiglottidis lässt sich nicht abgrenzen (Abb. 15 und 16). Die Cartilago epiglottica ist bei juvenilen Tieren weiß gefärbt, während sie bei den Präparaten der adulten Elefanten eine hellgelbe Färbung aufweist. Die den Knorpel bedeckende Schleimhaut ist stark gefältelt. Die Epiglottis ist dorsal konvex, ihre Apex ist abgerundet und in einem beinahe 90° Winkel nach rostral gerichtet (Abb. 17). Ihre Seitenränder sind wulstig verdickt und nach dorsal bzw. auch leicht nach medial eingerollt (Abb. 15).

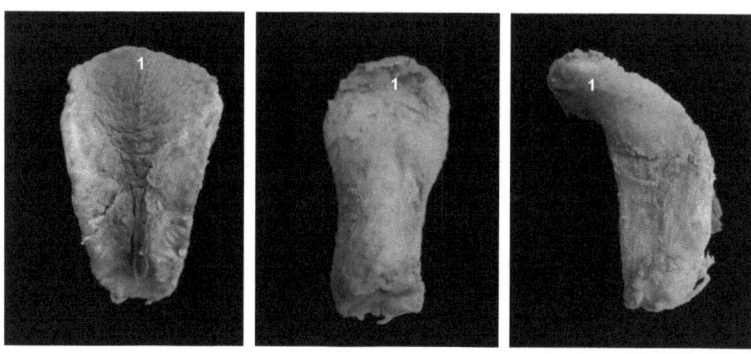

Abb. 15   Abb. 16   Abb. 17

Abb. 15 – 17: Epiglottis, Abb. 14: Ansicht von dorsal. Abb. 15: Ansicht von ventral. Abb. 16: Ansicht von links lateral.
1 Apex.

4.1.3 Articulationes laryngis

Articulatio thyrohyoidea

Das Cornu rostrale des Schildknorpels ist über eine Articulatio fibrosa mit deutlich erkennbaren kollagenen Faserzügen mit dem Kehlkopfast des Zungenbeins verbunden (Abb. 18). Die Facies articularis hyoidea des Schildknorpels liegt lateral am Cornu rostrale. Die Gelenkfläche am Thyrohyoid befindet sich dorsomedial, und somit liegt das Thyrohyoid lateral dem Cornu rostrale des Schildknorpels auf. Ein Gelenksspalt ist nicht erkennbar. Zwischen der gesamten Caudalkante des Thyrohyoids und dem rostralen Rand der Cartilago thyroidea erstreckt sich die Membrana thyrohyoidea, deren Oberfläche glänzend weiß erscheint.

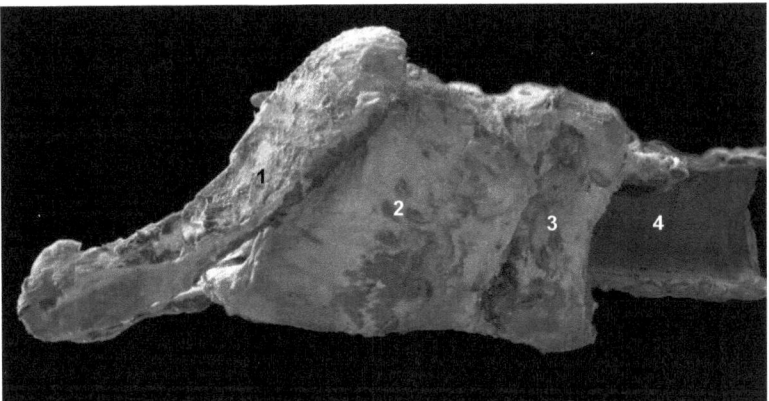

Abb. 18: Zungenbein, Larynx, Trachea, Ansicht von links lateral
1 Thyrohyoid, 2 Cartilago thyroidea, 3 Cartilago cricoidea, 4 Trachea.

Articulatio cricothyroidea

Die Articulatio cricothyroidea ist als synoviales Gelenk zwischen dem Cornu caudale des Schildknorpels und der Gelenkfläche dorsolateral am Ringknorpel, der Facies articularis thyroidea, ausgebildet. Diese umschließt das Cornu caudale sowohl medial als auch rostral und caudal. Diese sehr stabile, einem Kugelgelenk ähnliche Verbindung wird durch eine dicke, mit Fasern durchsetzte Kapsel verstärkt. Weiters stehen der Ring- und der Schildknorpel durch die bereits erwähnte knorpelige Ausbuchtung am Arcus cartilaginis cricoideae in Kontakt, die sich an die mediale Fläche des Schildknorpels anlegt (Abb. 19 und 20). Lateroventral zwischen der rostroventralen Kante des Arcus cricoideus und der caudoventralen Innenfläche der Cartilago thyroidea spannt sich das Ligamentum cricothyroideum fächerförmig aus und bedeckt die caudale Incisur des Schildknorpels von dorsal. Dorsal dieses Bandes befindet sich rostroventral am Ringknorpelreif ein Fettkörper, der bis zur Incisura caudalis des Schildknorpels reicht.

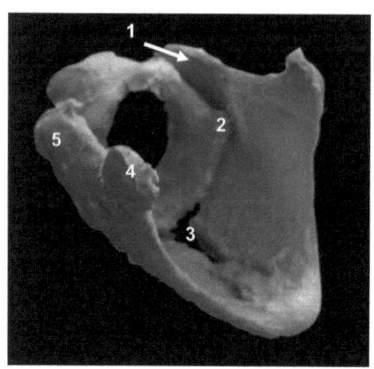 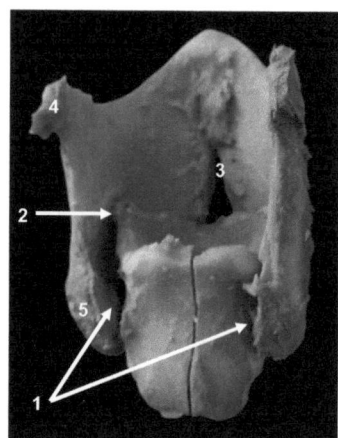

Abb. 19   Abb. 20

Abb. 19 und 20: Cartilago thyroidea und Cartilago cricoidea, Abb. 18: Ansicht von rostrolateral. Abb. 19: Ansicht von dorsal.

1 Articulatio cricothyroidea, 2 Fortsatz am Arcus cartilaginis cricoideae, 3 Incisura thyroidea caudalis, 4 Cornu rostrale der Cartilago thyroidea, 5 Cornu caudale der Cartilago thyroidea.

Articulatio cricoarytenoidea

Die Articulatio cricoarytenoidea ist ein synoviales Gelenk, in dem die medial am Processus muscularis des Aryknorpels vertiefte Gelenkfläche, die Facies articularis cricoidea, mit der rostrodorsalen Gelenkfläche an der Lamina des Ringknorpels, der Facies articularis arytenoidea, artikuliert (Abb. 22). Das Gelenk ist von Fettgewebe umgeben. In der dorsalen Verbindungsmembran zwischen dem rostrodorsalen Rand der Cartilago cricoidea und dem caudodorsalen Rand der beiden Aryknorpel befinden sich zwei parallele, rostrocaudal verlaufende, elastisch erscheinende Faserstränge (Abb. 21). Ventromedial an der Kapsel der Articulatio cricoarytenoidea befindet sich ein beim erwachsenen Elefanten etwa 5 mm breites, straffes Band, das Ligamentum cricoarytenoideum, das von der Lamina des Ringknorpels zur Basis des Aryknorpels zieht.

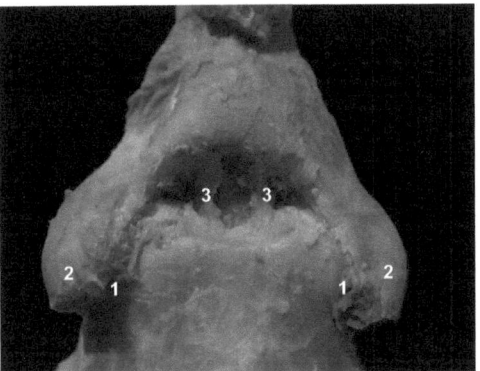

Abb. 21: Cartilagines arytenoideae und cricoidea, Ansicht von dorsal.

1 Articulatio cricoarytenoidea, 2 Processus muscularis der Cartilago arytenoidea, 3 elastische Faserstränge zwischen dem rostrodorsalen Rand der Cartilago cricoidea und dem caudodorsalen Rand der Cartilagines arytenoideae.

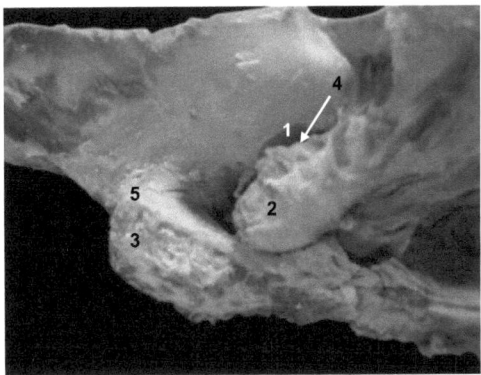

Abb. 22: Cartilagines thyroidea, arytenoidea, cricoidea. Ansicht von rechts dorsal.

1 Facies articularis arytenoidea, 2 Processus muscularis der Cartilago arytenoidea, 3 Cornu caudale der Cartilago thyroidea, 4 Articulatio cricoarytenoidea, 5 Articulatio cricothyroidea.

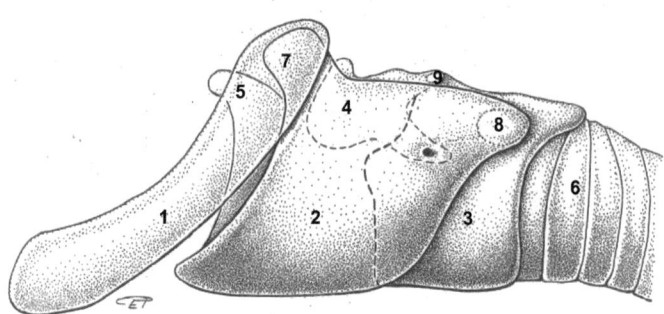

Abb. 23: Übersicht der Kehlkopfknorpel, Ansicht von links lateral.
1 Thyrohyoid, 2 Cartilago thyroidea, 3 Cartilago cricoidea, 4 Cartilago arytenoidea, 5 Epiglottis, 6 Trachea, 7 Articulatio thyrohyoidea, 8 Articulatio cricothyroidea, 9 Articulatio cricoarytenoidea.

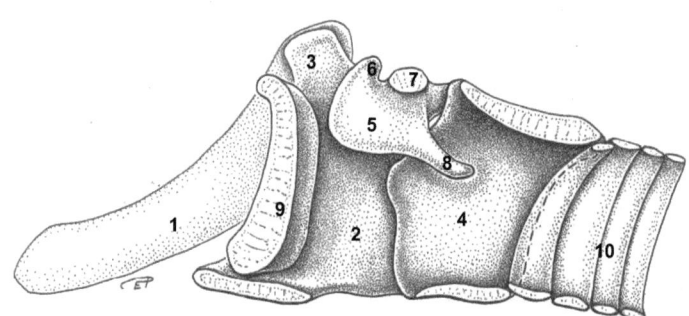

Abb. 24: Übersicht der Kehlkopfknorpel, Medianschnitt durch den Larynx, Ansicht von links medial.
1 Thyrohyoid, 2 Cartilago thyroidea, 3 Cornu rostrale der Cartilago thyroidea, 4 Cartilago cricoidea, 5 Cartilago arytenoidea, 6 Processus corniculatus der Cartilago arytenoidea, 7 Cartilago interarytenoidea, 8 Processus vocalis der Cartilago arytenoidea, 9 Epiglottis, 10 Trachea.

4.1.4 Muskulatur

4.1.4.1 Lange Zungenbeinmuskulatur

Der paarige M. sternohyoideus ist im Halsbereich der am weitesten ventral gelegene Muskel. Er ist breit, abgeflacht und in der Medianen mit dem entsprechenden Muskel der Gegenseite bindegewebig verbunden. Sein Ursprung war bei allen untersuchten Präparaten nicht mehr eruierbar, da der Muskel bei der Entnahme der Kehlkopfregion durchtrennt wurde. Sein Ansatz befindet sich am Basihyoid.

Der M. mylohyoideus umschließt ventral die Zungenmuskulatur, sein Faserverlauf ist quergerichtet. Die Muskeln beider Seiten vereinigen sich median in einer Raphe und setzen caudal auch am Basihyoid an.

Der M. thyrohyoideus ist ein kurzer, sehr breiter Muskel, der das Thyrohyoid mit dem Schildknorpel verbindet. Er entspringt lateral schräg über die gesamte Höhe der Lamina des Schildknorpels und zieht mit horizontalem Faserverlauf zum Thyrohyoid, an dessen lateraler Fläche er ansetzt.

Die caudale Fortsetzung des M. thyrohyoideus bildet der M. sternothyroideus. Er setzt caudal von dessen Ursprung an der Lamina cartilaginis thyroideae an. Sein Ursprung war ebenso wie jener des M. sternohyoideus nicht mehr darstellbar.

4.1.4.2 Schlundkopfschnürer

Der M. thyropharyngeus ist vom M. cricopharyngeus nicht deutlich abgrenzbar. Vielmehr entspringt ein einheitlicher Muskel entlang des gesamten dorsalen Randes der Lamina des Schildknorpels vom caudalen bis zum rostralen Horn. Sein Ansatz befindet sich an Raphe pharyngis. Die Fasern verlaufen von rostromedial nach caudolateral.

An dieser Muskelplatte ist rostral eine tiefere Portion nachweisbar, die einerseits am Thyrohyoid und andererseits an der rostralen Hälfte der Schildknorpelplatte entspringt.

Die Muskeln liegen dorsal der Pars oesophagea pharyngis auf. Die Längsmuskulatur des Oesophagus entspringt caudal der Raphe pharyngis.

4.1.4.3 Eigenmuskulatur des Kehlkopfs

M. hyoepiglotticus

Der M. hyoepiglotticus ist ein unpaarer, schmaler, strangförmiger Muskel, der median am rostralen freien Rand der Epiglottis ansetzt und nach rostroventral zum Basihyoid zieht (Abb. 34).

M. cricoarytenoideus dorsalis

Der M. cricoarytenoideus dorsalis bedeckt die Lamina des Ringknorpels. Er entspringt median bzw. auch entlang ihrer gesamten caudalen Kante und zieht als bauchiger Muskel mit rostrolateralem Faserverlauf zu seiner Insertion am Processus muscularis des Aryknorpels (Abb. 26). Sein Querschnitt ist queroval (Abb. 35).

M. arytenoideus transversus

Der M. arytenoideus transversus verbindet als unpaarer Muskel die Procc. musculares der beiden Aryknorpel. Seine rostrale Kante verläuft entsprechend des queren Faserverlaufs transversal. In seinem caudalen Abschnitt ziehen Fasern bis zum Ansatz median am Ringknorpel. Seine Form ist dadurch in der Dorsalansicht dreieckig. Er wird caudal von den beiden Mm. cricoarytenoidei dorsales begrenzt (Abb. 25).

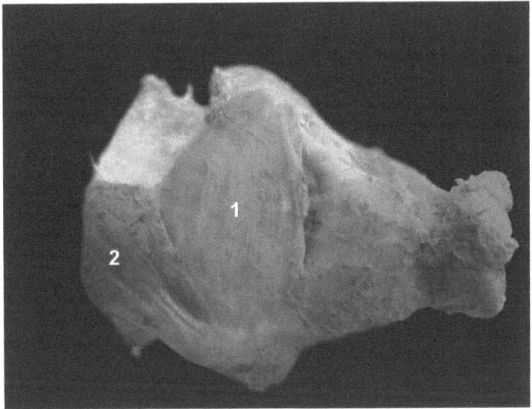

Abb. 25: Larynx, Ansicht von dorsal.
1 M. arytenoideus transversus, 2 M. cricoarytenoideus dorsalis.

M. cricoarytenoideus lateralis

Der M. cricoarytenoideus lateralis ist ein dicker Muskel, der medial der Lamina des Schildknorpels verläuft. Er entspringt an dem rostral am Arcus cartilaginis cricoideae liegenden stumpfdreieckigen Fortsatz und entlang der rostrodorsalen Kante des Ringknorpelreifs. Seine Fasern verlaufen nach rostrodorsal zum Processus muscularis des Aryknorpels, an dessen caudalem Ende sie inserieren (Abb. 28).

M. cricothyroideus

Der M. cricothyroideus ist ein kräftiger Muskel, der die Cartilago thyroidea mit der Cartilago cricoidea verbindet. Sein Ansatz befindet sich am Caudalrand, an der Lateralfläche der Lamina und am Cornu caudale des Schildknorpels, von wo er mit horizontalem Faserverlauf an die Lateral- und Ventralfläche des Ringknorpelreifs zieht (Abb. 26 und 35). Im Bereich der Medianebene sind die Muskeln beider Körperseiten über einen Fascienstreifen verbunden.

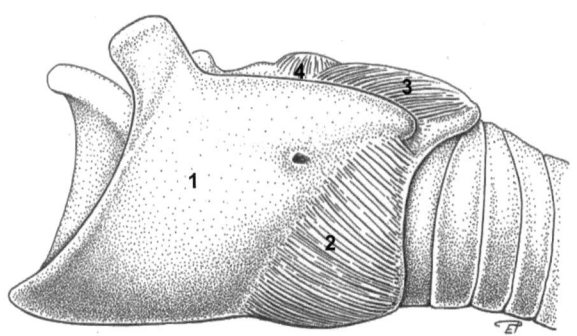

Abb. 26: Larynx, Ansicht von links lateral.
1 Cartilago thyroidea, 2 M. cricothyroideus, 3 M. cricoarytenoideus dorsalis, 4 M. arytenoideus transversus.

M. thyroarytenoideus

Der M. thyroarytenoideus hat einen sehr breiten Ursprungsbereich paramedian an der ventralen Innenfläche des Schildknorpels. Er ist abgeflacht und erscheint als einheitlicher Muskel, der entlang der medialen Schildknorpelfläche zum Processus muscularis und zur gesamten dorsolateralen Kante des Aryknorpels zieht (Abb. 27 und 28). Seine Fasern verlaufen annähernd sagittal. Da sein Ursprung jedoch breiter als der Ansatz am Aryknorpel ist, findet man im rostralen Abschnitt des Muskels auch schräg von rostroventral nach caudodorsal verlaufende Fasern. Eine eindeutige Trennung in einen M. vocalis und einen M. vestibularis konnte bei den untersuchten Individuen nicht festgestellt werden. Zwischen der Schleimhaut und dem Muskel liegt eine deutlich erkennbare Bindegewebsschicht.

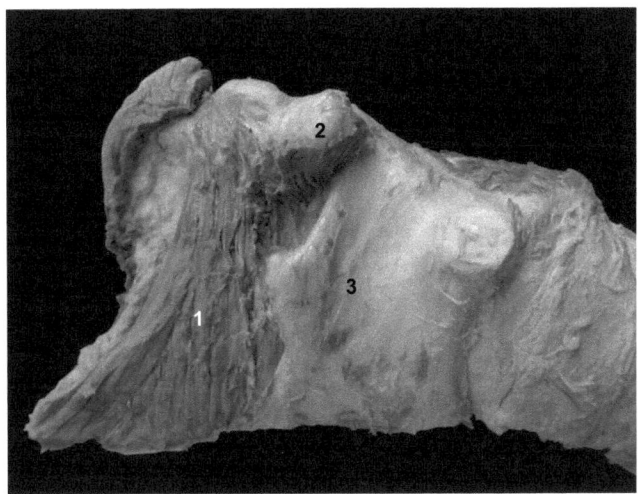

Abb. 27: Larynx, Ansicht von links lateral.
1 M. thyroarytenoideus, 2 Processus muscularis der Cartilago arytenoidea, 3 Cartilago cricoidea.

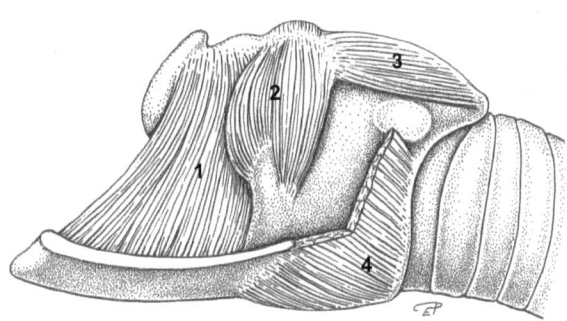

Abb. 28: Larynx, Ansicht von links lateral.
1 M. thyroarytenoideus, 2 M. cricoarytenoideus lateralis, 3 M. cricoarytenoideus dorsalis tw. entfernt, 3 Cartilago cricoidea.

4.1.5 Cavum laryngis und Schleimhautbildungen

Plica glossoepiglottica mediana

Zwischen dem Zungengrund und der Epiglottis bildet die Schleimhaut die Plica glossoepiglottica mediana. Der M. hyoepiglotticus ist darunter als flacher Muskel zu erkennen, der sich vom Basihyoid an der Rostralfläche bis unter den freien Rand der Epiglottis erstreckt (Abb. 31). Lateral der Epiglottis liegt ein großes Fettdepot.

Recessus piriformis

Der Recessus piriformis ist auch beim Afrikanischen Elefanten als Raum zwischen der medial gelegenen Epiglottis, Plica aryepiglottica bzw. Cartilago arytenoidea und der lateral gelegenen Membrana thyrohyoidea und Cartilago thyroidea zu beschreiben. Die Schleimhaut in diesem Bereich erscheint in zahlreiche Falten gelegt. Am Boden der Pars oralis pharyngis befindet sich jederseits eine Schleimhautfalte, die caudal der Zunge an der lateralen Pharynxwand beginnt, nach medial verläuft und knapp vor der Medianebene einen sagittalen Verlauf annimmt, der bis knapp rostral der Epiglottis beibehalten wird. Hier ändert sich die Verlaufsrichtung wiederum und die Falte zieht nach lateral und schließlich an der Pharynxwand nach dorsal, wobei sie im Bereich des weichen Gaumens allmählich verstreicht (Abb. 30). Betrachtet man die Pars laryngea pharyngis und den Aditus laryngis von dorsal, so erscheint der Recessus piriformis durch diese Falte zweigeteilt (Abb. 29, 30 und 31). Der dorsolaterale Teil des Recessus piriformis erscheint weniger tief (adulte Tiere: ca. 1 cm; juvenile Tiere: wenige mm) als der ventromediale und liegt zwischen der oben beschriebenen Schleimhautfalte (medial) und Schildknorpel bzw. Thyrohyoid (lateral). Der ventromediale Teil wird von der Schleimhautfalte bzw. dem Schildknorpel (lateral) und der Epiglottis, der Plica aryepiglottica bzw. dem Aryknorpel (medial) begrenzt. Bei einem adulten Individuum erscheint der dorsolaterale Teil des Recessus piriformis durch eine weitere, quer verlaufende Schleimhautfalte undeutlich zweigeteilt (Abb.29).

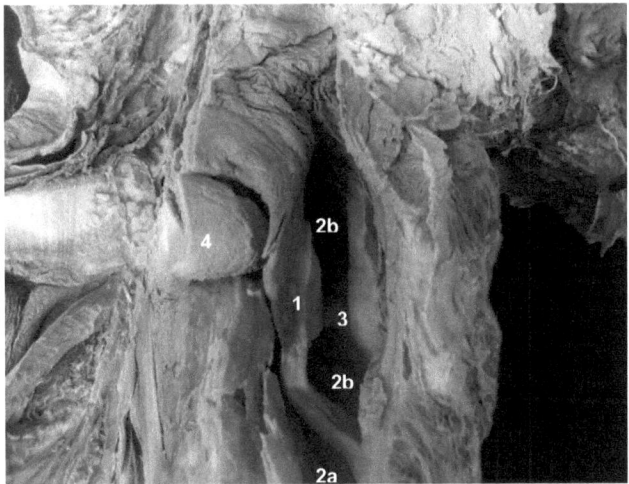

Abb. 29: Schleimhautbildungen der Pars laryngea pharyngis, Ansicht von dorsal rechts.
1 Schleimhautfalte, 2a und b Recessus piriformis, 2a ventromedialer Anteil, 2b dorsolateraler Anteil, 3 quere Schleimhautfalte, 4 Epiglottis linke Hälfte entfernt.

4.1.5.1. Aditus laryngis

In der Dorsalansicht, vom Cavum pharyngis aus stellen sich folgende Strukturen des Larynx dar: Eine kurze, breite und dicke Epiglottis, das Tuberculum corniculatum, das von den beiden mit Schleimhaut bedeckten Processus corniculati der Cartilagines arytenoideae gebildet wird und die Plicae aryepiglotticae begrenzen den Kehlkopfeingang, Aditus laryngis (Abb. 30 und 31).

Plica aryepiglottica

Die Plica aryepiglottica des Afrikanischen Elefanten ist eine wulstige Schleimhautfalte, die ventral am lateralen Rand der Epiglottis entspringt, sich dann nach medial umschlägt um danach wieder nach lateral an die Basis der Stellknorpel bzw. zum Processus corniculatus zu ziehen (Abb. 30 und 31). Rostral liegt in der Plica ein gekammerter, mit bindegewebigen Septen durchzogener Fettkörper.

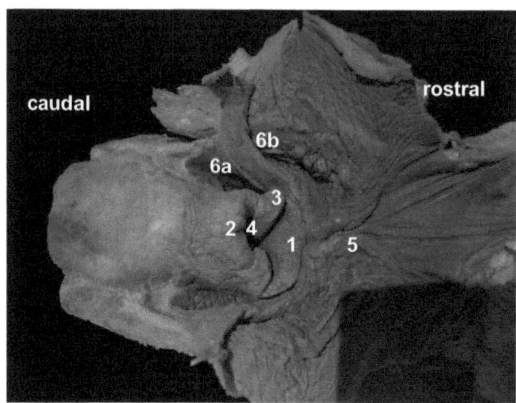

Abb. 30

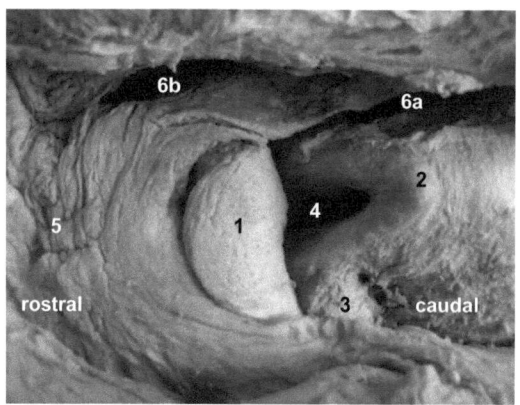

Abb. 31

Abb. 30 und 31 Pars laryngea pharyngis und Aditus laryngis, Ansicht von dorsal.

1 Epiglottis, 2 Tuberculum corniculatum, 3 Plica aryepiglottica, 4 Aditus laryngis, 5 Schleimhautfalte, 6a und b Recessus piriformis, 6a ventromedialer Anteil, 6b dorsolateraler Anteil.

4.1.5.2. Vestibulum laryngis und Glottis

Nach Spaltung des Kehlkopfs in der Medianen sieht man unter anderem auf die von Schleimhaut überzogene Medialfläche des Aryknorpels und die mediane Schnittfläche der Cartilago epiglottica, die eine weiße bis hellgelbe Färbung aufweist (Abb. 32 und 33). Beim Afrikanischen Elefanten ist sowohl eine Plica vocalis als auch eine Plica vestibularis ausgebildet.

Plica vestibularis

Die Plica vestibularis liegt rostral der Plica vocalis. Sie beginnt an der Basis des Kehldeckels und verbreitert sich zunehmend bis zu ihrem Ansatz, der sehr breit entlang der ventralen Kante des Aryknorpels bis hin zum Bereich unmittelbar rostral vom Processus vocalis verläuft. Daraus ergibt sich in der Ansicht von medial eine dreieckige Form (Abb. 32, 33 und 34). Ihre Schleimhaut ist von tiefen, rostrocaudal verlaufenden Falten durchzogen. Ein Ligamentum vestibulare ist nach dem Abpräparieren der Schleimhaut bzw. im Anschnitt mit freiem Auge nicht erkennbar.

Plica vocalis

Die Plica vocalis ist sehr breit (rostrocaudal) und zieht von der ventromedialen Fläche des Schildknorpels schräg nach caudodorsal zum Processus vocalis des Aryknorpels in einem Winkel von etwa 35 Grad (zur Kehlkopflängsachse). Sie weist eine scharfe, annähernd gerade verlaufende rostrodorsale Kante auf (Abb. 32, 33 und 34). Der caudoventrale Rand verläuft in einem sanften, caudal gerichteten Bogen und erscheint abgerundet, sodass man bei der Ansicht von caudal an eine „Lippe" erinnert wird (Abb. 35). Lateral dieser Lippenbildung findet man eine flache Mulde, die die Larynxwand von den Stimmfalten abgrenzt. In der Plica vocalis kann kein Ligamentum vocale erkannt werden. Sie stellt sich makroskopisch als eine mehrere Millimeter dicke Schleimhautschicht mit Fetteinlagerungen dar, die lateral von einem einheitlichen M. thyroarytenoideus unterlagert wird. Insgesamt erscheint die Stimmfalte dorsal etwas breiter als ventral. Die Schleimhaut der Plica vocalis ist von mehreren nicht sehr tiefen dorsoventral verlaufenden Falten durchzogen und erscheint bei den juvenilen Präparaten blassrosafarben (Abb. 32), bei den erwachsenen Tieren hingegen graubraun (Abb. 33). Die Länge der rostralen Kante der Stimmfalte betrug bei den erwachsenen Tieren 95 mm bzw. 78 mm, bei den juvenilen Tieren war sie 50 mm bzw. 70 mm lang.

Ventriculus laryngis

Zwischen dem caudalen Rand der Plica vestibularis und der rostralen Kante der Plica vocalis befindet sich bei allen untersuchten Präparaten eine seitliche Kehlkopftasche, der Ventriculus laryngis. Der Eingang in den Ventriculus laryngis ist spaltförmig (Abb. 32, 33 und 34), die Kehlkopftasche ist insgesamt nur wenige Millimeter tief, beim erwachsenen Elefanten etwa 5 mm. Den Boden des Ventriculus laryngis bildet der M. thyroarytenoideus.

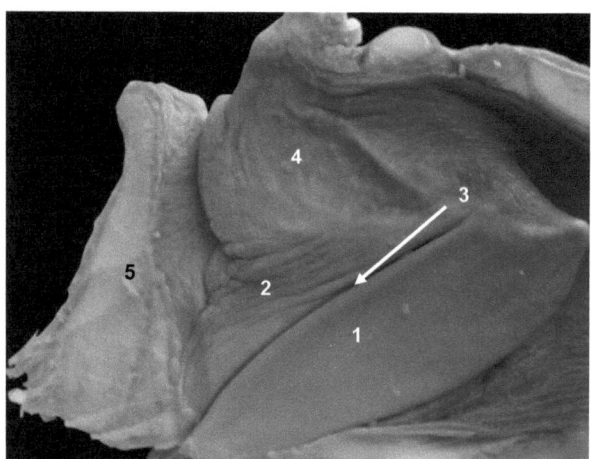

Abb. 32 Larynx Medianschnitt, Ansicht links medial.
1 Plica vocalis, 2 Plica vestibularis, 3 Ventriculus laryngis, 4 Medialfläche der Cartilago arytenoidea, 5 Schnittfläche der Epiglottis.

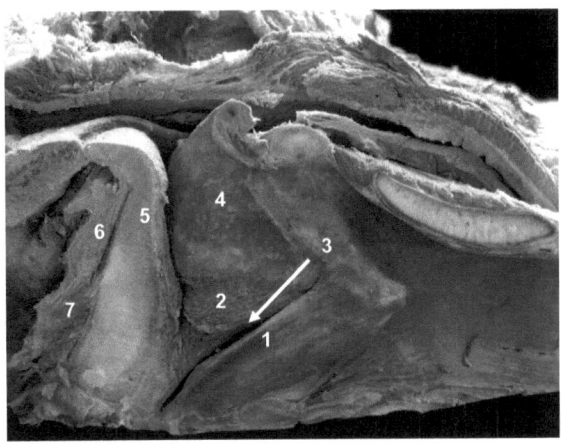

Abb. 33

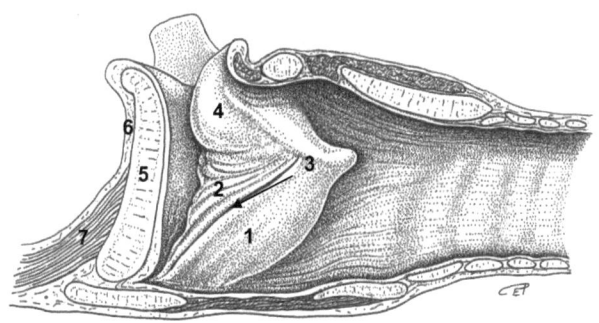

Abb.34

Abb. 33 und 34: Epiglottis, Plica vestibularis, Plica vocalis und Ventriculus laryngis, Ansicht von medial.

1 Plica vocalis, 2 Plica vestibularis, 3 Ventriculus laryngis, 4 Medialfläche der Cartilago arytenoidea, 5 Schnittfläche der Epiglottis, 6 Plica glossoepiglottica mediana, 7 M. hyoepiglotticus.

Rima glottidis

Der dorsale Abschnitt der Rima glottidis, die Pars intercartilaginea, bezeichnet den Raum zwischen den Medialflächen der Aryknorpel. Sie ist beim Afrikanischen Elefanten dorsal breit und verjüngt sich nach ventral hin bis zu den Processus vocales. Der ventrale Anteil der Rima glottidis, die Pars intermembranacea, ist in ihrem am weitesten dorsal gelegenen Abschnitt, der sich zwischen den beiden Processus vocales erstreckt, etwas breiter, ventral verläuft sie als enger Spalt zwischen den beiden ventralen Abschnitten der Plicae vocales (Abb. 35).

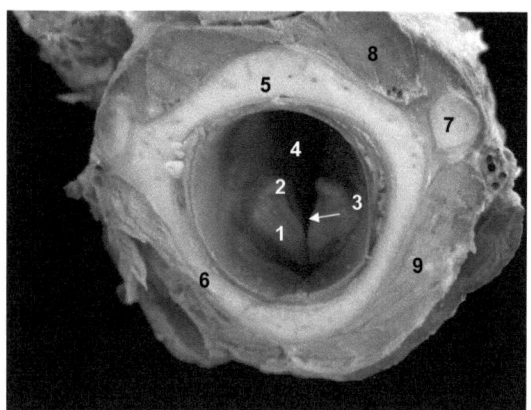

Abb. 35: Querschnitt durch Cartilago cricoidea auf Höhe der Articulatio cricothyroidea, Ansicht von caudal.
1 Plica vocalis, 2 Processus vocalis, 3 Pars intermembranacea, 4 Pars intercartilaginea, 5 Lamina der Cartilago cricoidea, 6 Arcus der Cartilago cricoidea, 7 Cornu caudale der Cartilago thyroidea, 8 M. cricoarytenoideus dorsalis, Querschnitt, 9 M. cricothyroideus.

4.1.5.3 Cavum infraglotticum

Das Cavum infraglotticum liegt unmittelbar caudal der Glottis und reicht bis zum caudalen Ende des Ringknorpels. Es wird allseitig vom Ringknorpel begrenzt und ist von Schleimhaut ausgekleidet. Im rostralen Teil wird die Schleimhaut noch von Teilen des M. thyroarytenoideus und vom Ligamentum cricothyroideum unterlagert.

4.1.6 Nervenversorgung

Der Ramus internus des N. laryngeus cranialis tritt durch das Foramen thyroideum nach medial und teilt sich weiter auf (Abb. 37). Ein Ast zieht in Richtung Processus corniculatus in die Schleimhaut der Plica aryepiglottica, ein zweiter Ast zieht durch den M. thyroarytenoideus hindurch an die medial dieser Falte gelegene Kehlkopfschleimhaut. Ein Ramus externus konnte bei keinem der hier untersuchten Präparate dargestellt werden.

Bei einem Präparat eines juvenilen Afrikanischen Elefanten trat der Ramus internus des N. laryngeus cranialis an zwei Stellen durch den Schildknorpel, die sich im dorsalen Drittel der Lamina des Schildknorpels ungefähr auf Höhe des ventralen Randes der beiden rostralen Hörner befinden. Der rostrale Durchtritt liegt etwas weiter dorsal vom caudalen. Die beiden Öffnungen sind etwa 1-1,5 cm voneinander entfernt. Nach dem Durchtritt durch die Lamina sind diese beiden Anteile des Ramus internus über einen weiteren Ast verbunden, ziehen jedoch getrennt caudal der Epiglottis und rostral vom M. thyroarytenoideus in die Larynxschleimhaut (Abb. 38). Ein Ast wird an die caudale Fläche der die Epiglottis umgebende Schleimhaut abgegeben.

Der N. laryngeus recurrens zieht entlang der Trachea und tritt medial vom Cornu caudale des Thyroids und lateral vom M. cricoarytenoideus dorsalis in den Kehlkopf ein (Abb. 36 und 37). Er entlässt unmittelbar nach dem Eintritt einen Ast zum M. cricoarytenoideus dorsalis und zieht dann nach ventral über den M.

cricoarytenoideus lateralis, an den er ebenfalls einen Ast abgibt, und schließlich weiter an den M. thyroarytenoideus.

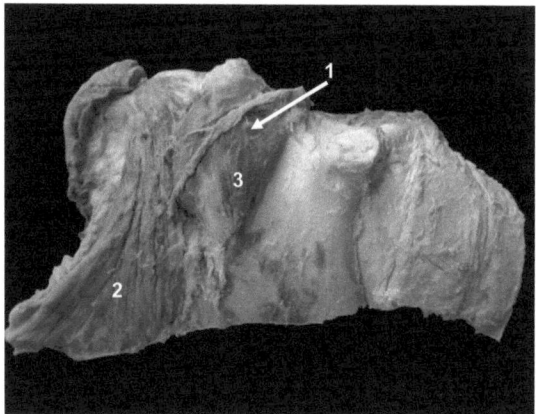

Abb. 36: Larynx, Ansicht von links lateral.
1 N. laryngeus reccurens, 2 M. thyroarytenoideus, 3 M. cricoarytenoideus lateralis.

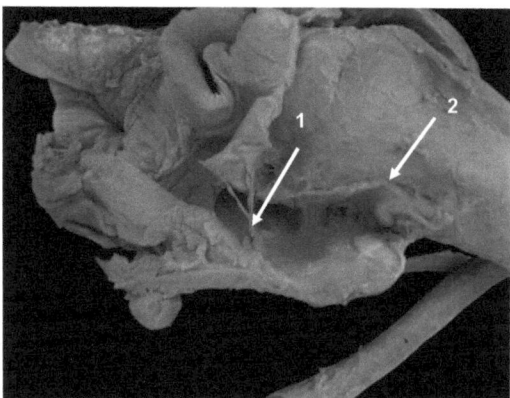

Abb. 37: Larynx, Ansicht von dorsal.
1 Durchtritt des N. laryngeus cranial durch die Cartilago thyroidea und Aufzweigung in zwei Äste, 2 N. laryngeus recurrens.

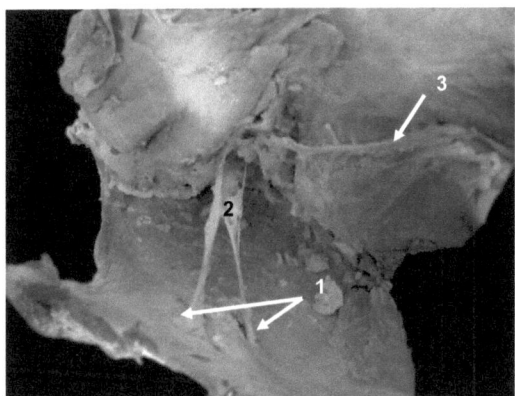

Abb. 38: Larynx juveniler Elefant, Ansicht von dorsal.

1 Zwei voneinander getrennte Durchtrittstellen durch die Cartilago thyroidea des N. laryngeus cranialis, 2 Verbindungsast zwischen beiden Anteilen des N. laryngeus cranialis, 3 N. laryngeus recurrens.

4.1.7 Messergebnisse

In der Folge werden die Ergebnisse der Distanzmessungen bei den Kehlkopfknorpeln in Tabellenform wiedergegeben.

Tab. 2: Messergebnisse:

	Jumbo	Anna	Juvenil 1	Juvenil 2
Schildknorpel				
L1 Incisura thyroidea caudalis bis zum rostralen Corpusrand	69 mm	95 mm	39 mm	42 mm
L2 Maximale Länge der Lamina	112 mm	120 mm	62 mm	64 mm
B Maximale Breite des Schildknorpels	98 mm	144 mm	55 mm	62 mm
H Maximale Höhe des Schildknorples	128 mm	137 mm	62 mm	70 mm
L3 Länge der Cornua rostralia	29 mm	29 mm	14 mm	17 mm
L4 Länge der Cornua caudalia	41 mm	46 mm	19 mm	n.b
L_{max} Spitze der rostralen bis zur Spitze der caudalen Hörner	139 mm	145 mm	76 mm	n.b
Ringknorpel				
L1 rostrocaudale Ausdehnung der Lamina ohne caudalen Fortsatz	91 mm	99 mm	36 mm	n.b
B1 Breite der von der linken zur rechten Facies articularis	68 mm	85 mm	44 mm	44 mm
D1 Vertikaler Durchmesser der rostralen Ringknorpellichtung	113 mm	122 mm	46 mm	60 mm
D2 horizontaler Durchmesser der rostralen Ringknorpellichtung	101 mm	114 mm	27 mm	61 mm
D3 vertikaler Durchmesser der caudalen Ringknorpellichtung	97 mm	111 mm	37 mm	n.b
L2 Länge des caudalen Fortsatzes	11 mm	14 mm	6 mm	n.b
B2 Breite des caudalen Fortsatzes	52 mm	59 mm	27 mm	n.b
Stellknorpel				
L1 Länge vom Scheitelpunkt des Processus corniculatus bis zum freien Ende des Processus vocalis	109 mm	114 mm	50 mm	61 mm
B Breite vom Processus muscularis bis zur Cartilago interarytenoidea	69 mm	74 mm	34 mm	39 mm
L2 Länge vom Processus vocalis zur Cartilago interarytenoidea	88 mm	94 mm	37 mm	49 mm
Kehldeckel				
L Maximale Länge	63 mm	n.b.	49 mm	44 mm
B Maximale Breite	53 mm	n.b.	35 mm	33 mm

4.1.8 Computertomographische Untersuchung

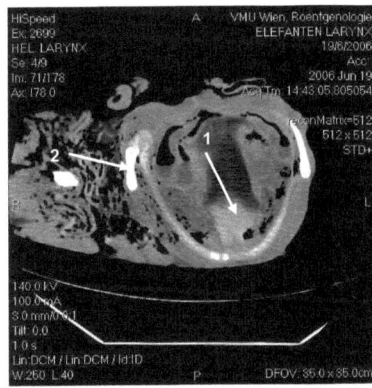
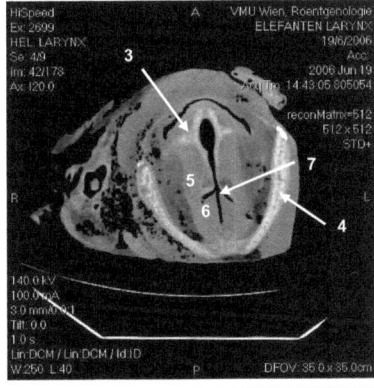
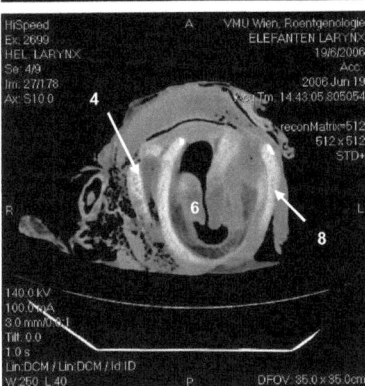
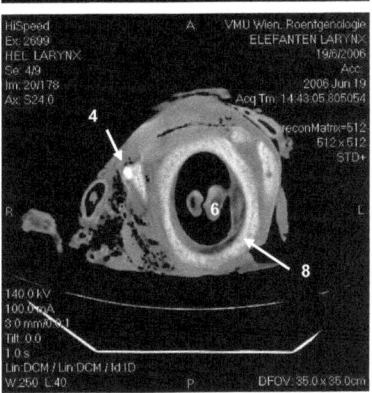

Abb. 39: CT-Aufnahmen des Larynx, transversale Schnittebenen. Links oben: Schnittebene auf Höhe der Articulatio thyrohyoidea. Rechts oben: Schnittebene auf Höhe des Processus muscularis. Links unten: Schnittebene auf Höhe des rostralen Abschnittes der Cartilago cricoidea. Rechts unten: Schnittebene auf Höhe des caudalen Abschnittes der Cartilago cricoidea.

1 Epiglottis, 2 Thyrohyoid, 3 Cartilago arytenoidea, 4 Cartilago thyroidea, 5 Plica vestibularis, 6 Plica vocalis, 7 Ventriculus laryngis, 8 Cartilago cricoidea.

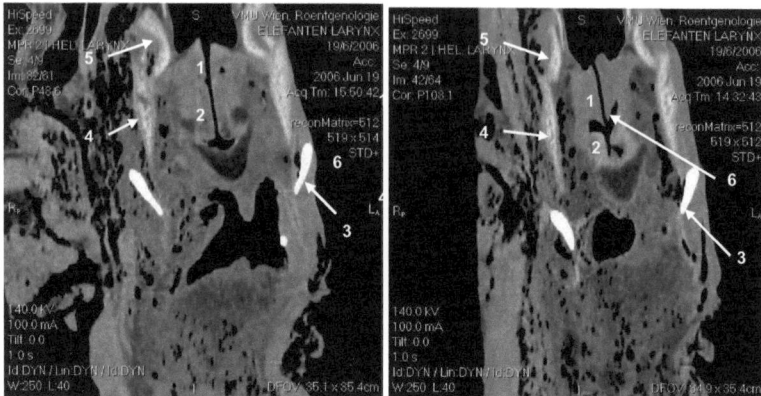

Abb. 40: CT-Aufnahme des Larynx, horizontale Schnittebenen. Links oben: Schnittebene auf Höhe des Processus vocalis des Aryknorpels. Rechts oben: Schnittebene etwa auf halber Höhe von Stimm- und Vestibularfalte.
1 Plica vocalis, 2 Plica vestibularis, 3 Thyrohyoid, 4 Cartilago thyroidea, 5 Cartilago cricoidea, 6 Ventriculus laryngis.

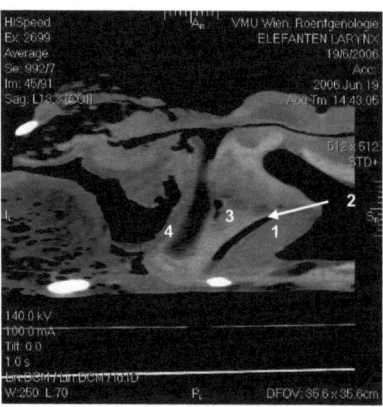

Abb. 41: CT-Aufnahme des Larynx, vertikale Schnittebene, paramedian.
1 Plica vocalis, 2 Ventriculus laryngis, 3 Plica vestibularis, 4 Epiglottis.

Das Thyrohyoid stellt sich durchwegs deutlich verdichtet dar, was auf eine Verkalkung bzw. Verknöcherung dieses Knorpels hindeutet. Ebenso scheinen dorsale Abschnitte am Ringknorpelreif sowie am dorsalen Rand der Schildknorpellamina verkalkt zu sein. Die Aryknorpel stellen sich in der rostrocaudalen Aufnahme als y-förmige Knorpel ohne erkennbare Verknöcherungen dar. Auf Höhe des Processus muscularis des Aryknorpels ist rostrodorsal die Plica vestibularis und caudoventral die Plica vocalis erkennbar, die durch den spaltförmigen Ventriculus laryngis getrennt sind. Der Ventriculus laryngis ist auch in der dorsoventralen Aufnahme deutlich erkennbar. Die Plica vestibularis stellt sich ebenso wie bei der makroskopischen Untersuchung in der Ansicht als dreieckige Schleimhautfalte dar. Der deutliche schräge Verlauf der Plica vocalis von rostroventral nach caudodorsal im Winkel von etwa 35 Grad ist auch im Paramedianschnitt deutlich erkennbar.

4.1.9 Ergebnisse der histologischen Untersuchungen

Plica vestibularis

Die Plica vestibularis trug bei allen untersuchten Tieren ein mehrschichtiges unverhorntes Plattenepithel. Die einzelnen Schichten der Lamina propria waren kaum differenzierbar. Direkt unter dem Plattenepithel lagen in hoher Anzahl seromuköse Drüsen vor. Zwischen dem lockeren kollagenen Bindegewebe gab es Bereiche mit vertikal verlaufenden elastischen Fasern. Ein histologisch abgrenzbares Ligamentum vestibulare konnte bei keinem der untersuchten Tiere nachgewiesen werden.

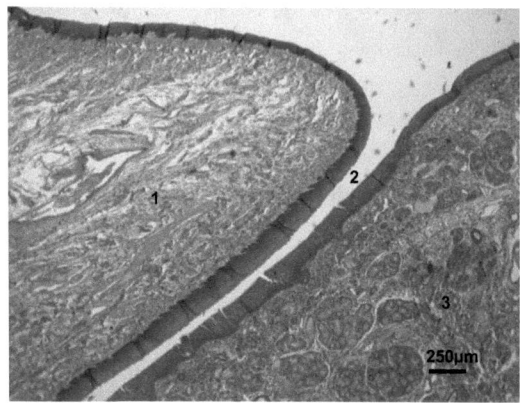

Abb. 46: Plica vocalis, Ventriculus laryngis und Plica vestibularis. Elefant, adult. Hämatoxilin/Eosin-Färbung.

1 Plica vocalis mit mehrschichtigem, unverhorntem Plattenepithel, 2 Ventriculus laryngis 3 Plica vestibularis mit unverhorntem Plattenepithel und seromukösen Drüsen.

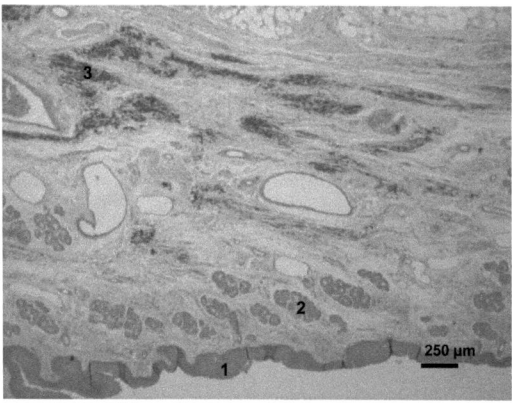

Abb. 47: Plica vestibularis. Elefant, juvenil. Resorcin/Fuchsin-Färbung.

1 Mehrschichtiges, unverhorntes Plattenepithel, 2 Seromuköse Drüsen, 3 Anhäufung elastischer Fasern in der Lamina propria der Plica vestibularis.

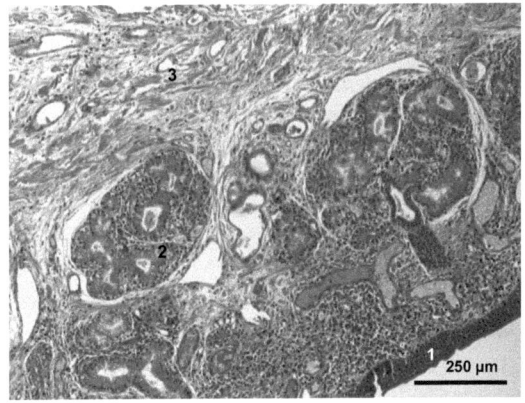

Abb. 48: Plica vestibularis. Elefant, adult. Hämatoxilin/Eosin-Färbung.
1 Mehrschichtiges, unverhorntes Plattenepithel, 2 Seromuköse Drüsen in der Lamina Propria der Plica vestibularis, 3 kollagenes Bindegewebe.

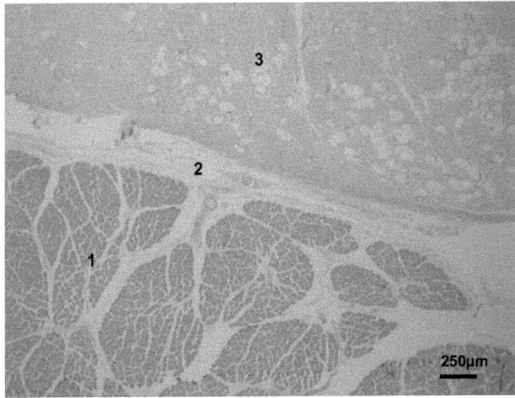

Abb. 49: Plica vestibularis. Elefant, juvenil. Resorcin/Fuchsin-Färbung.
1 M. Thyroarytenoideus, 2 Lockere Bindegewebssepten zwischen den Muskelsträngen, 3 Bindegewebe in der Lamina propria mit Einlagerungen von Fettgewebe.

Plica vocalis

Bei allen untersuchten Tieren trug die Schleimhaut des Larynx im Bereich der Plica vocalis ein mehrschichtiges, unverhorntes Plattenepithel. Die einzelnen Schichten der Lamina propria sind kaum differenzierbar. Es liegen disseminiert horizontal und vertikal verlaufende elastische Fasern im gesamten Bereich der Lamina propria der Plica vocalis zwischen lockerem kollagenem Bindegewebe. Ein eindeutig abgrenzbares Ligamentum vocale konnte in der histologischen Untersuchung nicht nachgewiesen werden Eine große Anzahl von seromuköse Drüsen befindet sich direkt unter dem mehrschichtigen Plattenepithel. Saure Glykosaminoglykane, die sich in der Safranin O-Färbung orange-rot darstellen, kommen in der Matrix des Bindegewebes der Plica vocalis vor. Der Processus vocalis besteht aus hyalinem Knorpel.

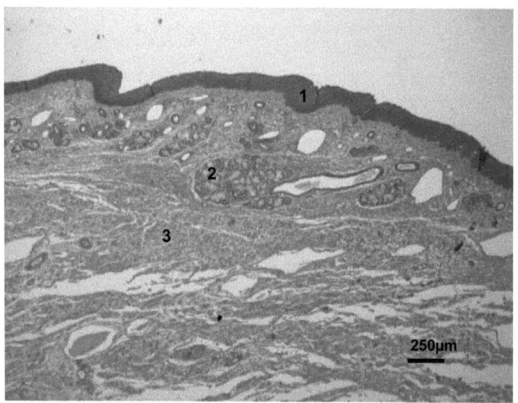

Abb. 50: Plica vocalis. Elefant, juvenil. Hämatoxilin/Eosin-Färbung.
1 Mehrschichtiges, unverhorntes Plattenepithel, 2 Seromuköse Drüsenpakete, 3 Bindegewebe der Lamina propria.

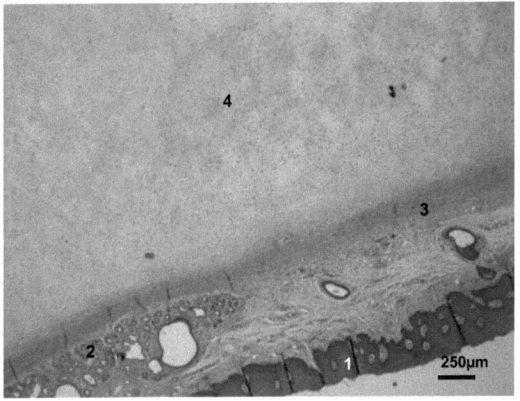

Abb. 51: Plica vocalis. Elefant, juvenil. Hämatoxilin/Eosin-Färbung.

1 Mehrschichtiges, unverhorntes Plattenepithel, 2 Seromuköse Drüsenpakete, 3 Bindegewebe der Lamina propria, 4 Processus vocalis (hyaliner Knorpel).

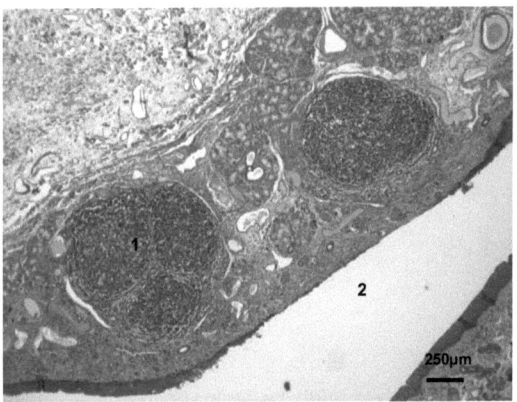

Abb. 52: Plica vocalis. Elefant, adult. Hämatoxilin/Eosin-Färbung.

1 MALT (Mukosaassoziiertes lymphatisches Gewebe) in der Lamina propria, 2 Ventriculus laryngis.

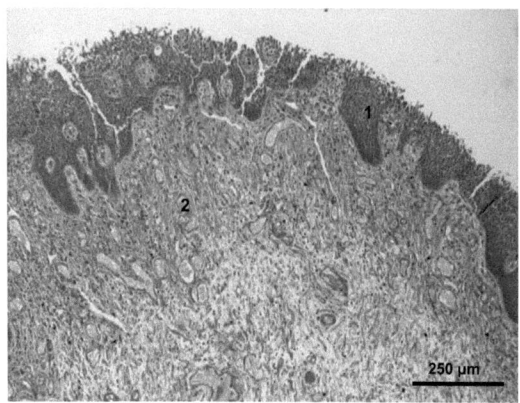

Abb. 53: Plica vocalis. Elefant, adult. Hämatoxilin/Eosin-Färbung.
1 Mehrschichtiges, unverhorntes Plattenepithel, 2 Bindegewebe der Lamina propria.

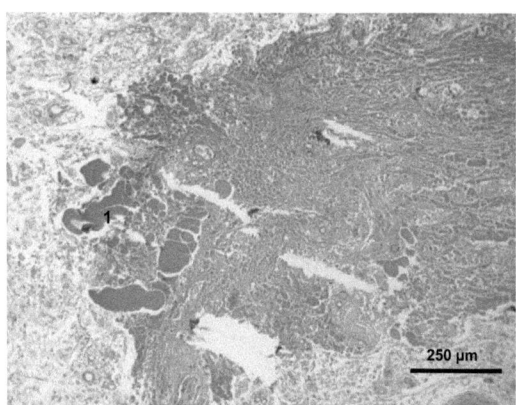

Abb. 54: Plica vocalis. Elefant, adult. Safranin O-Färbung.
1 Saure Glykosaminoglykane (orange-rot) in der Lamina propria.

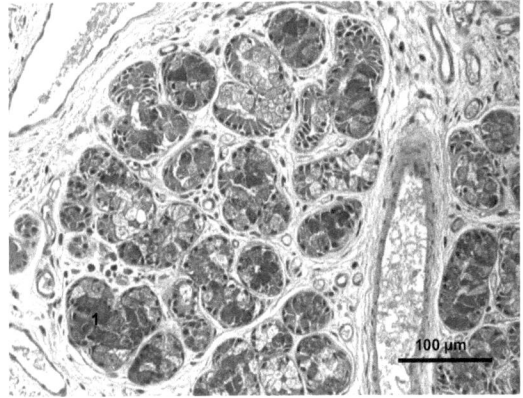

Abb. 55: Plica vocalis. Elefant, adult. Safranin O-Färbung.
1 Seromuköse Drüsen mit Glykosaminoglykaneinlagerungen (orange-rot).

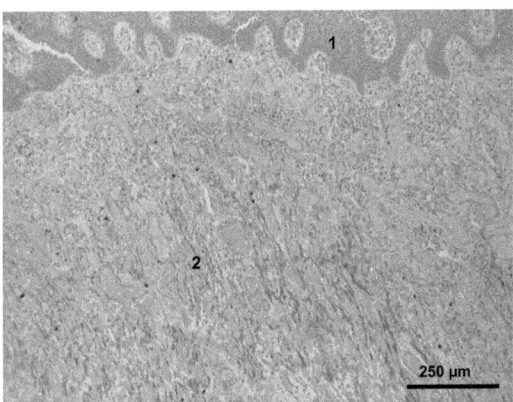

Abb. 56: Plica vocalis. Elefant, adult. Resorcin/Fuchsin-Färbung.
1 Mehrschichtiges, unverhorntes Plattenepithel 2 Elastische Fasern disseminiert in der Lamina propria, dazwischen kollagenes Bindegewebe.

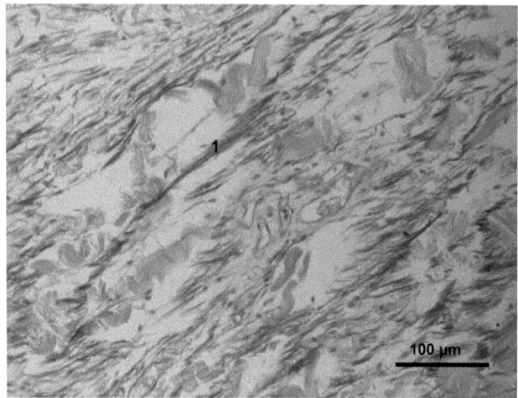

Abb. 57: Plica vocalis. Elefant, adult. Resorcin/Fuchsin-Färbung.
1 Elastische Fasern disseminiert in der Lamina propria, dazwischen kollagenes Bindegewebe.

Epiglottis

Die Epiglottis besitzt einen hohen Anteil an Fettgewebszellen. In der Epiglottis des juvenilen Tieres war kein Knorpel nachweisbar. In der Epiglottis findet man hier seromuköse Drüsen und ein sehr dichtes Netz an elastischen Fasern. Ihre caudale Fläche ist mit respiratorischem Epithel bedeckt, während die rostrale Seite ein mehrschichtiges, unverhorntes Plattenepithel trägt.

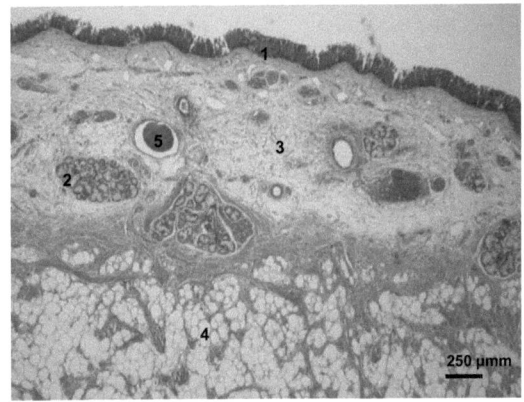

Abb. 58: Caudale Seite der Epiglottisspitze. Elefant, juvenil. Hämatoxilin/Eosin-Färbung.

1 Respiratorisches Epithel, 2 Seromuköse Drüsen, 3 lockeres Bindegewebe, 4 Fettgewebe, 5 Blutgefäß.

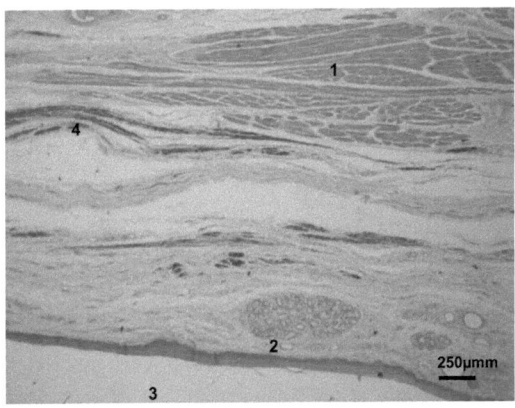

Abb. 59: Rostrale Seite der Epiglottisbasis. Elefant, juvenil. Resorcin/Fuchsin-Färbung.

1 Quergestreifte Muskelfasern des M. hyoepiglotticus, 2 Seromuköse Drüsen, 3 Mehrschichtiges, unverhorntes Plattenepithel an der rostralen Fläche der Epiglottis, 4 Elastische Fasern.

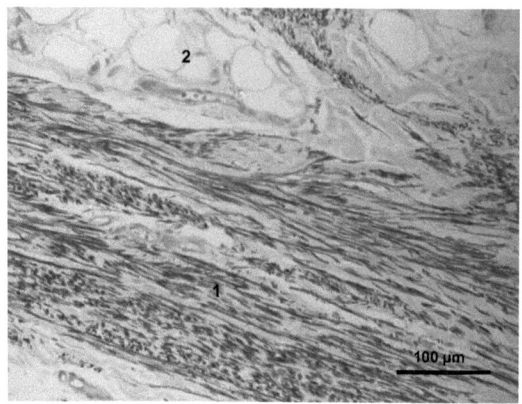

Abb. 60: Epiglottisspitze. Elefant, juvenil. Resorcin/Fuchsin-Färbung.
1 Elastische Faserstränge, vertikal verlaufend, 2 Fettgewebe.

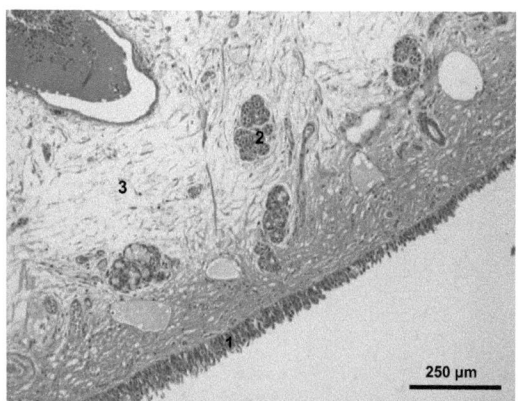

Abb. 61: Caudale Seite der Epiglottisspitze;. Elefant, juvenil. Hämatoxilin/Eosin-Färbung.
1 Respiratorisches Epithel, 2 Seromuköse Drüsen, 3 Bindegewebe.

5. Diskussion

Epiglottis

Die Beschreibung von CUVIER (1810; zitiert nach MOJSISOVICS [1879]) einer länglichen Epiglottis, die mit ihrem freien Rand über das Gaumensegel bis zu den hinteren Nasenlöchern hinauf reicht, konnte in der vorliegenden Untersuchung nicht bestätigt werden. Eher entspricht die Epiglottis des Afrikanischen Elefanten den Angaben von HARRISON (1848a) und FORBES (1879), die sie als kurz und dick beschreiben, sowie der von MAYER (1847), der nur von einer kurzen Epiglottis spricht. Die Apex ist abgerundet und in einem beinahe rechten Winkel nach rostral gerichtet. Bestätigen lässt sich die weiße bis hellgelbe Farbe der Cartilago epiglottica, die von GHETIE (1944) erwähnt wurde. Bei juvenilen Tieren ist die Färbung weiß. GHETIE (1944) schließt daraus, dass reichlich elastische Fasern vorhanden sein müssen. Histologisch kann dies bestätigt werden, vertikal und horizontal verlaufende elastische Fasern sind in der Epiglottis vor allem in den rostralen Abschnitten nachweisbar. Darüber hinaus findet man viel Fettgewebe, was ebenfalls die weiße bis gelbe Färbung erklärt. Eine Cartilago epiglottica konnte auch durch die histologischen Untersuchungen nicht nachgewiesen werden.

Schildknorpel, Cartilago thyroidea

Der Schildknorpel des Afrikanischen Elefanten besteht entsprechend den Angaben, die MARIAPPA (1986) zum Asiatischen Elefanten gemacht hat, ebenfalls aus zwei rhombenförmigen Seitenplatten. Die Angaben in der Literatur zur Incisura thyroidea caudalis beim Afrikanischen Elefanten sind widersprüchlich, da GHETIE (1944) und SCHNEIDER (1964) eine wenig tiefe Incisura beschreiben, während sie bei EALES (1926) und MARIAPPA (1986) als tiefe „Fissura thyroidea" vorhanden ist. In den hier untersuchten Präparaten umfasste die Incisura thyroidea caudalis etwa die halbe Länge der rostrocaudalen Ausdehnung der Lamina des Schildknorpels, ist also durchaus als sehr tief zu bezeichnen. Sie wird von der Membrana cricothyroidea überbrückt. Das Fehlen einer Incisura thyroidea cranialis (GHETIE, 1944;

SCHNEIDER 1964) sowie einer Crista obliqua (GHETIE, 1944) kann hingegen bestätigt werden.

Während EALES (1926) ein Foramen für den Durchtritt des N. laryngeus in der Nähe des Cornu rostrale beschreibt, wurde dieses bei allen in der vorliegenden Arbeit untersuchten Präparaten in Höhe des ventralen Randes des caudalen Horns an der Grenze zwischen mittlerem und caudalem Drittel der Schildknorpellamina aufgefunden. Bei einem juvenilen Afrikanischen Elefanten war, wie von MARIAPPA (1986) beim Asiatischen Elefanten beschrieben, ein zweites Foramen in selber Höhe aber etwas weiter rostral vorhanden.

Wie bereits GHETIE (1944) feststellte, ist das Cornu rostrale durchwegs kürzer ausgebildet als das Cornu caudale. Es ist nach rostrodorsal gerichtet und weist eine rundliche Form auf, während das Cornu caudale eine annähernd dreieckige Form hat. Der Dorsalrand der Laminae weist eine konvexe Wölbung auf.

Articulatio thyrohyoidea

Die Verbindung zwischen dem Cornu rostrale des Schildknorpels und dem Thyrohyoid des Zungenbeins erfolgt beim Afrikanischen Elefanten entsprechend den Anmerkungen von GHETIE (1944) über straffes Bindegewebe und nicht wie bei den meisten Haussäugetieren außer dem Schwein über eine spalthaltige, synoviale Verbindung. Diese Articulatio fibrosa weist deutlich erkennbare kollagene Fasern auf und ist in ihrer Beweglichkeit dadurch sehr eingeschränkt (NICKEL et al., 2001; SALOMON et al., 2005).

Die Gelenkfläche am Kehlkopfast des Zungenbeins für das Cornu rostrale des Schildknorpels liegt dorsomedial, die entsprechende Facies articularis am Cornu rostrale lateral. Der dorsale Anteil des Zungenbeinhorns liegt dem Cornu rostrale des Schildknorpels also lateral auf.

Ringknorpel, Cartilago cricoidea

Der Ringknorpel setzt sich beim Afrikanischen Elefanten aus einem breiten Ringknorpelreif und einer mächtigen dorsalen Ringknorpelplatte zusammen. Während sich der Arcus cartilaginis cricoideae bei den Haussäugetieren nach ventral unterschiedlich stark verschmälert (NICKEL et al., 2001; SALOMON et al., 2005), bleibt er beim Afrikanischen Elefanten über die gesamte Länge in etwa gleich breit. Auffällig ist eine stumpfdreieckige Ausbuchtung in der Mitte des rostralen Randes des Arcus cartilaginis cricoideae. Nach GHETIE (1944), der diesen Fortsatz beim Asiatischen Elefanten beschrieben hat, dient dieser Fortsatz als Gleitfläche für den M. cricoarytenoideus lateralis, der auch hier entspringt. Dies kann nach den vorliegenden Untersuchungen bestätigt werden. GHETIE (1944) unterscheidet beim Asiatischen Elefanten drei Teile dieses Muskels, die sich vor der dorsalen Ansatzstelle am Processus muscularis der Aryknorpel zu einer kräftigen Sehne vereinigen. Bei den untersuchten Individuen kann man einen Ursprung an der stumpfdreieckigen Ausbuchtung des Ringknorpels und einen Ursprung entlang der rostrodorsalen Kante des Ringknorpelreifs unterscheiden. Eine kräftige Sehne zum Processus muscularis ist vorhanden.

Articulatio cricothyroidea

Die Articulatio cricothyroidea ist ein synoviales Gelenk. Am caudalen Ende des Ringknorpels stellt sich direkt am Übergang der Lamina in den Arcus die Facies articularis thyroidea dar, die die Form einer tiefen Pfanne für die Aufnahme des Gelenkkörpers am Cornu caudale des Schildknorpels aufweist. GHETIE (1944) spricht hier von einem für den Ringknorpel des Elefanten charakteristischen „Labium laterale". Diese Lippenbildung ermöglicht eine innige Verbindung mit dem Cornu caudale des Schildknorpels (GHETIE, 1944).

Der Fortsatz rostral am Ringknorpelreif liegt der medialen Fläche des Thyroids an. Das Ligamentum cricothyroideum verläuft fächerförmig zwischen der rostroventralen Kante des Arcus cricoideus und der caudoventralen Innenfläche der Cartilago thyroidea und überlagert die tiefe Incisura thyroidea caudale des Schildknorpels. Ein großer Fettkörper liegt ventrorostral am Ringknorpelreif.

Stellknorpel, Cartilago arytenoidea

Die Form der Stellknorpel wird als viereckig (GHETIE, 1944) bzw. y-förmig (EALES, 1925) beschrieben. Die vier Ränder sind eingekerbt bzw. gebogen (GHETIE, 1944). Bei den hier untersuchten Individuen entspricht der Umriss des Stellknorpels in etwa einem Ypsilon, wobei der Processus muscularis und der Processus vocalis die beiden oberen Schenkel des Ypsilons bilden.

GHETIE (1944) erkennt am Aryknorpel eine horizontale Muskelleiste, Linea muscularis, welche die Außenfläche der Aryknorpel in eine dorsale und eine ventrale Fläche unterteilt, wobei der dorsale Anteil tief ausgehöhlt erscheint und der ventrale eben ist. Caudal läuft diese Linie in den Processus muscularis aus. Eine deutliche Linea muscularis, die die Lateralfläche des Stellknorpels in der oben beschriebenen Weise unterteilt, konnte bei keinem der hier untersuchten Stellknorpel gefunden werden.

GHETIE (1944) beschreibt den dorsalen Rand des Stellknorpels als konkav und zwischen dem Processus muscularis und einem Fortsatz, an dessen Innenfläche die hintere der beiden Gelenkflächen der Articulatio interarytenoidea liegt, verlaufend. Dies kann weitgehend bestätigt werden. Zusätzlich wurde bei den hier untersuchten Tieren rostral der Gelenkfläche zum Stellknorpel der anderen Körperseite eine unpaare Cartilago interarytenoidea gefunden. Die beiden Aryknorpel artikulieren außerdem noch medial der Processus corniculati miteinander, was allerdings schon von GHETIE (1944) erkannt wurde.

Articulatio cricoarytenoidea

Die Articulatio cricoarytenoidea ist bei den Haussäugetieren und beim Menschen als synoviales Gelenk ausgebildet (NICKEL et al., 2001; RAUBER und KOPSCH, 1987).

Auch bei den hier untersuchten Afrikanischen Elefanten findet man ein synoviales Gelenk, in dem die medial am Processus muscularis des Aryknorpels liegende Facies articularis cricoidea mit der rostrodorsalen Gelenkfläche an der Ringknorpellamina artikuliert.

Wie bereits von GHETHIE (1944) beschrieben wurde, liegt in der Kapselwand ein großer Fettkörper, der das Gelenk umgibt. Zwischen dem rostrodorsalen Rand der Cartilago cricoidea und dem caudodorsalen Rand der beiden Aryknorpel verlaufen zwei parallele, strangförmige, elastisch erscheinende Strukturen in der dorsalen Verbindungsmembran.

Nach den Angaben von GHETHIE (1944) ist beim Afrikanischen Elefanten die Articulatio cricoarytenoidea schwächer ausgebildet als die Articulatio cricothyroidea. Diese Beobachtung kann bestätigt werden. Die Gelenkpfanne rostrodorsal am Ringknorpel für den Processus muscularis der Cartilago arytenoideus ist nicht so tief ausgebildet wie die als „Labium laterale" bezeichnete Gelenkfläche für das Cornu caudale des Schildknorpels. Die Beweglichkeit dieses Gelenks ist daher viel größer. Es sind die von FANGHÄNEL et al., 1993; KÖNIG und LIEBICH, 2005; NICKEL und WILKENS, 1987; RAUBER und KOPSCH, 1987; SALOMON et al., 2005 beschriebenen drei Bewegungsrichtungen, nämlich eine Rotation um die transversale und um die sagittale Achse des Gelenks sowie Gleitbewegungen parallel zur Walzenachse möglich.

Pars laryngea pharyngis und Aditus laryngis

Der Aditus laryngis wird beim Afrikanischen Elefanten ventral von der Epiglottis, lateral von den sehr wulstig ausgebildeten Plicae aryepiglotticae und caudal vom Tuberculum corniculatum begrenzt, das von den beiden mit Schleimhaut bedeckten Processus corniculati der Cartilaginae arytenoideae gebildet wird.

Die Darstellung dieser Region von MOJSISOVICS (1879) kann nach den Ergebnissen der vorliegenden Untersuchung bestätigt werden. Rostral der Epiglottis können zwei längs und paramedian verlaufende Schleimhautfalten beschrieben werden, die sich am rostralen Ende der Epiglottis nach lateral umschlagen und die Epiglottis rostral begrenzen. MOJSISOVICS (1879) bezeichnet sie als „Plicae palato-epiglotticae". Die lateralen Anteile dieser Falten trennen den Recessus piriformis auf Höhe des Thyrohyoids in einen dorsolateralen und einen ventromedialen Anteil; dies entspricht der von MOJSISOVICS (1879) verwendeten Einteilung in einen inneren, unteren und einen äußeren, oberen Sack. Bei einem adulten Tier fand sich zusätzlich eine quere Schleimhautfalte, die den dorsolateralen Abschnitt nochmals untereilt.

Vestibulum laryngis und Glottis

Im Unterschied zu FORBES (1879), der beim Afrikanischen Elefanten ein undeutliches Ligamentum vestibulare erkennt, und PLATEAU und LIENARD (1881), die beim erwachsenen Tier Paar Ligamenta vestibularia beschreiben, konnte in der vorliegenden Untersuchung kein Ligamentum vestibulare im Sinne makroskopisch erkennbarer elastischer Fasern gefunden werden. Wie schon früher erwähnt, wurden aber möglicherweise in der erwähnten Literatur die Begriffe Plica und Ligamentum synonym verwendet.

Eine Plica vestibularis ist vorhanden, ihre Form entspricht etwa einem auf der Spitze stehenden Dreieck. Die Plica vocalis zieht von der ventromedialen Fläche des Schildknorpels in etwa in einem 35 Grad-Winkel nach caudodorsal zum Processus vocalis des Aryknorpels. SCHNEIDER (1964) beschreibt solch spitze Winkelung vor allem bei den Robben und sieht sie als Anpassung an das Leben im Wasser und das Tauchen in größeren Tiefen. Beide Falten sind als flache Erhabenheiten ausgebildet, dazwischen befindet sich ein spaltförmiger Ventriculus laryngis geringer Tiefe, was den Angaben von PLATEAU und LIENARD (1881), FORBES (1879) sowie MARIAPPA (1986) entspricht. Der Ventriculus laryngis war auch in der CT-Aufnahme deutlich sichtbar und reichte etwa bis in die halbe Tiefe der Plica vocalis bzw. vestibularis. Die Stimmfalte erscheint dorsal etwas breiter als ventral. Dieser Befund steht im Einklang mit der von MARIAPPA (1986) gefundenen dorsalen Verbreiterung der Stimmfalte allerdings beim Asiatischen Elefanten. Es konnte auch eine leichte konkave Wölbung der medialen Fläche der Stimmfalte nachgewiesen werden, wie MARIAPPA (1986) sie beschreibt. Außerdem erscheint die Oberfläche der Stimmfalte mit von rostroventral nach caudodorsal verlaufenden Falten durchzogen durchzogen. In der Plica vocalis lässt sich makroskopisch kein Ligamentum vocale erkennen.

M. thyroarytenoideus

Die Beschreibung eines einheitlichen M. thyroarytenoideus beim Afrikanischen Elefanten von EALES (1926a) steht im Gegensatz zu der von GHETIE (1944) und MARIAPPA (1986) beim Asiatischen Elefanten gefundenen Trennung des M. thyroarytenoideus in einen M. vocalis und M. ventricularis und konnte bei allen vorliegenden Präparate bestätigt werden. Der M. thyroarytenoideus erscheint als einheitlicher Muskel mit einem sehr breiten Ursprung paramedian an der ventralen Innenfläche des Schildknorpels. GHETIE (1944) beschreibt diesen Ursprung hingegen als Vermischung der Fasern des M. ventricularis mit jenen des M. vocalis. Der M. thyroarytenoideus ist sehr flach und zieht entlang der medialen Schildknorpelfläche zum Processus muscularis und zur gesamten dorsolateralen Kante des Aryknorpels. Einige Fasern setzen am Processus vocalis an, doch diese Fasern können nicht als unabhängiger M. vocalis bezeichnet werden. Von der Plica vocalis und Plica vestibularis ist der Muskel durch eine schmale Schicht aus lockerem Bindegewebe deutlich getrennt. Obwohl ein Ventriculus laryngis vorhanden ist, reicht dessen Tiefe nicht aus, um den M. thyroarytenoideus in zwei Muskeln gliedern zu können, so wie dies von MARIAPPA (1986) beschrieben wird.

Histologie

Der histologische Aufbau der Stimmfalte des Afrikanischen Elefanten entspricht dem von HIRANO und KAKITA (1985) beschriebenen „body-cover"-Modell. Die oberste Schicht besteht aus einem mehrschichtigen unverhornten Plattenepithel und der Lamina propria. HIRANO (1977) unterscheidet im detaillierteren „5-Schichten-Modell" in der Lamina propria der Stimmfalte des Menschen eine oberflächliche, intermediäre und tiefe Schicht. Dieser Aufbau konnte beim Afrikanischen Elefanten nicht eindeutig verifiziert werden. Es finden sich in der Lamina propria elastische und kollagene Bindegewebsfasern, die nicht hauptsächlich – wie TITZE (1994) für den Menschen beschreibt – parallel zur Kante der Stimmfalte verlaufen. Vielmehr findet man im gesamten untersuchten Bereich der Lamina propria vorwiegend vertikal verlaufende elastische Fasern, die in der Plica vestibularis in dichten Bündeln vorliegen, während sie in der Plica vocalis eher verstreut zwischen lockerem kollagenem Bindegewebe eingebettet sind. Ein Stimmband im eigentlichen Sinn ist beim Afrikanischen Elefanten histologisch hingegen nicht abgrenzbar, doch bereits KURITA et al. (1983) haben festgestellt, dass dieses bei manchen Säugetieren fehlt. Man findet aber den bei HIRANO et al. (1981) beschriebenen M. thyroarytenoideus lateral der Lamina propria der Plica vocalis und vestibularis.

Interpretation der vorliegenden Ergebnisse in Hinblick auf die Vokalisation des Afrikanischen Elefanten

Bis jetzt existieren in der Literatur zwei Messungen von Stimmfaltenlängen, nämlich die von FORBES (1879) bei einem fünfjährigen weiblichen Elefanten mit 70 mm und die von SIKES (1971) bei einem Afrikanischen Elefanten unbekannten Alters und Geschlechts mit einer Länge von 75 mm. In der vorliegenden Untersuchung wurden bei den beiden adulten weiblichen Tieren Stimmfalten mit einer Länge von 95 mm bzw. 78 mm und bei den juvenilen Tieren Längen von 50 bzw. 70 mm gemessen. Die außergewöhnliche Länge, der Stimmfalten ist auch auf deren spitzen Verlauf in einem Winkel von ca. 35 Grad zur Längsachse des Kehlkopfes zurückzuführen. Da grundsätzlich eine inverse Beziehung zwischen der Länge der Stimmfalten und der Grundfrequenz (f_0) (RIEDE und TITZE, 2008) besteht, ist aufgrund der Länge der Stimmfalten des Afrikanischen Elefanten davon auszugehen, dass diese die Voraussetzung für die Produktion des Infraschalls bilden. Bereits GASTANG (2010) beschreibt beim Afrikanischen Elefanten Stimmfalten mit großer Masse und hoher Elastizität, die als selbstoszillierende Vibratoren niedrige Grundfrequenzen von bis zu 15 Hz erzeugen können. Die Dicke der Stimmfalten spielt ebenfalls eine Rolle, da massivere Stimmfalten zu einer Abnahme der Frequenz führen (FANGHÄNEL et al., 2003). Spannung und Länge der Stimmlippen werden nach TITZE (1994) durch Rotation des Schild- und/oder Ringknorpels bestimmt, die durch die Eigenmuskulatur des Kehlkopfes vollzogen werden. Die Kontraktion des M. thyroarytenoideus bewirkt eine Verkürzung und „Lockerung" der Stimmfalte, wobei diese auch dicker wird. Das Gelenk zwischen dem Stellknorpel und dem Ringknorpel ist beim Afrikanischen Elefanten von einer sehr lockeren Gelenkkapsel umgeben, was diesen Mechanismus wahrscheinlich unterstützt. Dagegen ist die Gelenkkapsel der Articulatio cricothyroidea sehr straff ausgebildet, was Kippbewegungen der Lamina des Ringknorpels, durch die die Stellknorpel nach caudodorsal gezogen werden, wahrscheinlich erschwert. SOLTIS (2009) und GARSTANG (2010) gehen auch davon aus, dass der „Pharyngealsack" die Lautproduktion beeinflusst. Ein „Pharyngealsack" als besondere Ausformung des Recessus piriformis, wie er von MOJSISOVICS (1879) erstmals beschrieben wurde, konnte bei den untersuchten Tieren nachgewiesen werden.

Abschließend muss darauf hingewiesen werden, dass endgültige Aussagen zum funktionellen Zusammenhang zwischen anatomischen Strukturen und den bioakustischen Eigenschaften gewisser Lautäußerungen des Afrikanischen Elefanten erst nach weiteren Untersuchungen getroffen werden können, die morphologische, biomechanische und experimentelle Methoden beinhalten müssen.

8. LITERATURVERZEICHNIS

AHNE, W. (1986): Grundriss der Zoologie für Tiermediziner. Parey, Berlin und Hamburg, S. 291-292.

BECKMAN, M. E., JUNG, T.-P., LEE S.-H., De JONG, K., KRISHNAMURTHY, A. K., AHALT, S. C., COHEN, K. B., COLLINS, M. J. (1995): Variability in the production of quantal vowels revisited. J. Acoust. Soc. Am. **97**, 619–624.

BERG, J. K. (1983): Vocalizations and associated behaviors of the African elephant (Loxodonta africana) in captivity. Zeitschrift für Tierpsychologie **63**, 63–78.

van den BERG, J. (1985): Myoelastic-Aerodynamic Theory of Voice Production. Journal of Speech, Language, and Hearing Research **1**, 227-244.

BORDEN, G. J., HARRIS, K. S., RAPHAEL, L. J. (1994): Speech science primer, 3. Aufl., Williams & Wilkins, Baltimore.

CUVIER, G. (1800): Leçons d'anatomie comparée, (1809-1810): deutsch: Vorlesungen über vergleichende Anatomie Bd. 3, Kummer, Leipzig, S. 293.

Du BRUL, E. L. (1976): Biomechanics of speech sounds. Ann. N.Y. Acad. Sci. **280**, 631–642.

DUNCKER, H.-R., KUMMER, W. (2002): Atemsystem. In: BENNINGHOFF, A., DRENCKHAHN, D. (Hrsg): Anatomie: Makroskopische Anatomie, Histologie, Embryologie, Zellbiologie 16. Aufl., Bd. 1, Urban & Fischer, München, S. 533-584.

DYCE, K. M., SACK, W. O., WENSING, C. J. G. (1991): Der Atmungsapparat. In BUDRAS, K.-D., GOLLER, H., HOFMANN, R. R., HUMMEL, G., WEYRAUCH, K. D., (Hrsg): Anatomie der Haustiere, 1. Aufl., Enke Verlag, Stuttgart, S.163-182.

DROSDOWSKI, G. (1989): Duden Etymologie Herkunftswörterbuch der deutschen Sprache, 2. Aufl., Bd 7, Dudenverlag, Mannheim, Leipzig, Zürich, S. 151; Stichwort: Elefant.

EALES, N. B. (1926a): The Anatomy of the Head of a Foetal African Elephant, Elephas africanus (Loxodonta africana). Part I. Trans. Roy. Soc. Edinburgh **54**(3), 491-551.

ELLENBERGER, W., BAUM, H. (1943): Die Atmungsorgane, Handbuch der vergleichenden Anatomie der Haustiere. 18. Aufl., Julius Springer, Berlin, S. 469-475.

FANGHÄNEL, J., GIEBEL, J., KOPPE, T., MIEHE, B., SPLIETH, C., KOCHER, T., WEINGÄRTNER, J., KUBEIN-MEESENBURG, D. (2003): Kopf, Cranium, und Hals, Collum. In WALDEYER, A.: Anatomie des Menschen FANGHÄNEL, J., PERA, F., ANDERHUBER, F., NITSCH, R. (Hrsg.): 17. Aufl., Walter de Gruyter, Berlin, S. 325-337.

FENEIS, H. (1998) Anatomisches Bildwörterbuch der internationalen Nomenklatur 8. Aufl., Thieme, Stuttgart.

FITCH, W. T., GIEDD, J. (1999): Morphology and development of the human vocal tract: a study using magnetic resonance imaging. J. Acoust. Soc. Am. **106**, 1511-22.

FITCH, W. T, REBY, D. (2001): The descended larynx is not uniquely human. Proc. R. Soc. B **268**, 1669–1675.

FLÜGEL, C., ROHEN, J. W. (1991): The craniofacial proportions and laryngeal position in monkeys and man of different ages (A morphometric study based on CT-scans and radiographs). Mech. Ageing Dev. **61**, 65–83.

FORBES, W. A. (1879): On the anatomy of the African Elephant (Elephas africanus Blum.), Proc. Zool. Soc. London **47**, 420–435.

FRANITZA, M. (1995): Stimmbildung. http://www.informatik.unifrankfurt.de/~ifb/exphon/ss95/stmbld.html Accessed: 2009-08-21.

GARSTANG M. (2010) In: MÜLLER C. P. JACOBS B. L. (Hrsg): Handbook of Behavioral Neuroscience Bd. 19, S. 57-67.

GHEERBRANT, E. (2009): Paleocene emergence of elephant relatives and the rapid radiation of African ungulates. Proc. Natl. Acad. Sci. **106** (26), 10717-10721.

GHETIE, V. (1944): Zungenbein, Kehlkopf und Zunge des Asiatischen Elefanten, Abh. Mathematisch-Naturwissenschaftliche Klasse der Sächsischen Akademie der Wissenschaften **43**(11), 3-13.

GOLDSTEIN, H. (1980): Classical Mechanics, 2. ed. Addison-Wesley Publishing Company, Reading, Massachusetts.

GRUBB, P., GROVES, C. P., DUDLEY, J. P., SHOSHANI, J (2000): Living African elephants belong to two species: Loxodonta Africana (Blumenbach, 1797) and Loxodonta cyclotis (Matschie, 1900). Elephant **2**, 1-4.

HARRISON, R., 1850. On the larynx, trachea, and oesophagus of the elephant. Proc. Roy.Irish Acad. **4**, 132-135.

HARRISON, D. F. N. (1995): The anatomy and physiology of the mammalian larynx. University Press, Cambridge.

HEFFNER, R. S. und HEFFNER, H. E. (1982): Hearing in the elephant (*Elephas maximus*): absolute sensitivity, frequency discrimination and sound localization. J. Com. Physiol. Psychol. **96**, 926-944.

HIRANO, M. (1975): Phonosurgery: Basic and clinical investigations. Otologia Fukuoka **21**, 239-440.

HIRANO, M. (1977): Structure and vibratory behaviour of the vocal folds. In: SAWASHIMA, M., FANKLIN, S. C. (Hrsg.): Dynamic aspects of speech production. University of Tokyo Press, Tokyo, S. 13-30.

HIRANO, M., KURITA, S., NAKASHIMA, T. (1981): The structure of the vocal folds. In: STEVENS, K. N., HIRANO, M. (Hrsg.): Vocal fold physiology. University of Tokyo Press, Tokyo, S. 1-46.

HIRANO, M., KATIKA, Y. (1985): Cover-Body Theory of Vocal Fold Vibration. In: Daniloff RG (Hrsg.). Speech Science. San Diego, Calif. College-Hill Press S. 1-46.

IMAMURA, R., YOSHIDA, Y., NAKASHIMA, T., FUKUNAGA, H., HIRANO, M. (2001): Thyroarytenoid muscle: functional subunits based on morphology and muscle fiber typing in cats. Ann. Otol., Rhinol. Laryngol. **110**, 158-167.

KÖHLER, H. (1982): Vergleichend-anatomische Untersuchungen am Kehlkopf von Cerviden: Rotwild (Cervus elaphus, Linne, 1758), Damwild (Cervus dama, Linne, 1758), Sikawild (Cervus nippon nippon Temminck, 1838), Rehwild (Capreolus capreolus, Linne, 1758), und Elchwild (Alces, alces, Linne, 1758). Enke, Stuttgart.

KÖNIG, H. E., LIEBICH, H.-G. (2005): Atmungsapparat. In: KÖNIG, H. E. LIEBICH, H.-G. (Hrsg.): Anatomie der Haussäugetiere. 3. Aufl., Schattauer, Stuttgart – New York, S. 367-388.

KURITA, S., NAGATA, K., HIRANO, M. (1983): A comparative study of the layer structure of the vocal fold. In BLESS, D., M., ABBS, J., H. (Hrsg.): Vocal Fold Physiology: Contemporary Research and Clinical Issues. San Diego, College Hill, S. 3-21.

KUTTA, H., KNIPPING, S., CLAASESEN, H., PAULSEN, F. (2007): Update Larynx: funktionelle Anatomie unter klinischen Gesichtspunkten. HNO **55**, 583–598.

LAITMAN, J. T., REIDENBERG, J. S. (1993): Specialization of the human upper respiratory and upper digestive system as seen through comparative and developmental anatomy. Dysphasia **8**, 318–325.

LANGBAUER, W. R., Jr. (2000): Elephant Communication. Zoo Biol. **19**(5), 425-445.

LEONG, K. M., ORTOLANI, A., BURKS, K. D., MELLEN, J. D., SAVAGE, A. (2003a): Quantifying acoustic and temporal characteristics of vocalizations for a group of captive African elephants Loxodonta africana. Bioacoustics **13**, 213–231.

LIEBERMAN, D. E., McCARTHY, R. C., HIIEMAE, K. M., PALMER, J. B. (2001): Ontogeny of postnatal hyoid and larynx descent in humans. Arch. Oral. Biol. **46**, 117–128.

LIEBERMAN, P. (1984): The biology and evolution of language. Harvard University Press, Cambridge.

LIEBERMAN, P., LAITMAN, J. T., REIDENBERG, J. S., GANNON, P. J. (1992) The anatomy, physiology, acoustics and perception of speech: essential elements in analysis of the evolution of human speech. J. Hum. Evol. **23**, 447–467.

LIEBICH, H.-G. (1993): Funktionelle Histologie. Farbatlas und Kurzlehrbuch der mikroskopischen Anatomie der Haussäugetiere. 2. Aufl., Schattauer, Stuttgart – New York.

MAGRIPLES, und, LAITMAN, J. T. (1987): Developmental change in the position of the fetal human larynx. Am. J. Physic. Anthropol. **72**, 463–472.

MARIAPPA, D. (1986): Anatomy and Histology of the Indian Elephant. Indira Publishing House, Oak Park, Michigan, USA.

MAYER, F.J.C. (1847): Beiträge zur Anatomie des Elefanten und der übrigen Pachydermen, Nova Acta Leopold., Halle, **22**, 1-88.

McCOMB, K., MOSS, C., SAYIALEL, S., BAKER, L. (2000): Unusually extensive networks of vocal recognition in African elephants. Animal Behaviour **59**, 1103-1109.

McCOMB, K., REBY, D., BAKER, L., MOSS, C., SAYIALEL, S. (2003): Long-distance communication of acoustic cues to social identity in African elephants. Animal Behaviour **65**, 317-329.

McELLIGOTT, A. G., BIRRER, M., VANNONI, E. (2006) Retraction of the mobile descended larynx during groaning enables fallow bucks *(Dama dama)* to lower their formant frequencies. J. Zool. **270**, 340-345.

MIALL, L.C., a. F. GREENWOOD (1877-78b): The anatomy of the Indian Elephant, Studies in comparative Anatomy, 2, Muscles of the head and trunk. Macmillan, London.

MOJSISOVICS, A. von (1879): Zur Kenntnis des afrikanischen Elephanten, Part I: Ueber den so genannten Pharyngealsack, Archiv für Naturgeschichte, Berlin, **45**, 56-92.

NAV (2005): Nomina Anatomica Veterinaria. 5th ed. World Association of Veterinary Anatomists. http://www.wava-amav.org/Downloads/nav-2005.pdf

NEGUS, V. E. (1949): The Comparative Anatomy and Physiology of the larynx. William Heinemann Medical Books, London.

NICKEL, R. und H. WILKENS (2001): Atmungsapparat. In: NICKEL, R., SCHUMMER, A und SEIFERLE, E. (Hrsg.): Lehrbuch der Anatomie der Haustiere, 6. Aufl., Bd. 2: Eingeweide, Parey, Berlin und Hamburg S. 219-299.

PAYNE, K.B., LANGBAUER, W.R., THOMAS, E.M. (1986): Infrasonic calls of the Asian elephant (Elephas maximus). Behav. Ecol. Sociobiol. **18**, 297-301.

PLATEAU, M.F., e. M.V. LIÉNARD (1881): Observations sur l'anatomie de l'Éléphant d'Afrique (Loxodon africanus) adulte, Bull. Acad. R. Med. Belg., Brüssel, 1, 3, 250-285.

POHUNEK, P. (2004): Development, structure and function of the upper airways. Paediatr. Resp. Rev. **5**, 2–8.

POOLE, J. H., PAYNE, K., LANGBAUER, W. R., MOSS, C. J. (1988): The social contexts of some very low frequency calls of African elephants. Behav Ecol Sociobiol. **22**, 285-392.

POOLE, J. H., TYACK, P. L., STOEGER-HORWARTH, A. S., WATWOOD, S. (2005): Animal behaviour: elephants are capable of vocal learning. Nature **434**(7032), 455-6.

RAUBER, A., KOPSCH, F., LEONHARDT, H. (1987): Anatomie des Menschen, Bd 2: Innere Organe, Georg Thieme Verlag, Stuttgart-New York, S. 139-155.

REIDENBERG, J. S., LAITMAN, J.T. (1988): Existence of vocal folds in the larynx of Odontoceti (toothed whales). Anatom. Rec. **221**, 884–891.

REIDENBERG, J. S., LAITMAN, J.T. (2007): Discovery of al Low Frequency Sound Source in Mysticeti (Baleen Whales): Anatomical Establishment of a Vocal Fold Homolg. Anatom. Rec. **2901**, 745–759.

RIEDE, T.,TITZE, I.R. (2008): Vocal fold elasticity of the Rocky Mountain elk (Cervus elaphus nelsoni) -producing high fundamental frequency vocalization with a very long vocal fold. J. Exp. Biol. **211**, 2144-54.

ROCA, A. L., O'BRIEN, S. J. (2005): Genomic inferences from Afrotheria and the evolution of elephants. Curr. Opin. Genet. Dev. **15**, 652-659.

ROCA, A. L., GEORGIADIS, N., PERCON-SLATTERY, J., O'BRIEN, S. J. (2001): Genetic evidence for Two Species of Elephant in Africa. Science **293**, 1473-1477.

ROCHE, A. F., BARKLA, D. H. (1965): The level of the larynx during childhood. Ann. Otol. Rhinol. Laryngol. **74**, 645–654.

ROMEIS B. (1989): Mikroskopische Technik. 17. Aufl., Urban und Schwarzenberg. Wien.

ROSENBAUER, K.A. (1957): Kurze Mitteilung zur Anatomie des Asiatischen Elefanten. Anat. Anz., Jena, **104**, 248-251.

SALOMON, F.-V. (2005): Atmungsapparat. In: SALOMON, F.-V., GEYER, H., GILLE, U. (Hrsg.): Anatomie für die Tiermedizin. Enke, Stuttgart, S. 341-349.

SATALOFF, R. T. (1993): Die menschliche Stimme. Spektrum der Wissenschaft, http://www.sprechbildung.net/content/artikel/spektrum.html Accessed: 2009-08-21.

SASAKI, C. T., LEVINE, P. A., LAITMAN, J. T., CRELIN, E. S. (1977): Postnatal descent of the epiglottis in man: A preliminary report. Arch. Otolaryngol. **103**, 169–171.

SCHALLER, O. (2007): Illustrated veterinary anatomical nomenclature. Enke, Stuttgart, S. 182-187.

SCHNEIDER, R. (1964): Der Larynx der Säugetiere. In: HELMCKE, J. G., LENGERKEN, H., STARCK, D., WERMUTH, H. (Hrsg.): Handbuch der Zoologie. Bd. 8, Walter de Gruyter & Co, Berlin, S. 1-128.

SCHNORR, B., KRESSIN, M. (2006): Embryologie der Haustiere. 5. Aufl., Enke, Stuttgart.

SCHOPF, B. (2010) Beiträge zur Osteologie und Osteometrie des Schädels des Afrikanischen Elefanten. Diplomarbeit, Vet. med. Univ. Wien.

SOLTIS J. (2009): Vocal communication in African Elephants (Loxodonta africana) Zoo Biol. **28**, 1-18.

SHOSHANI, J. und SHOSHANI, S. L. (1992): What is an Elephant. In: SHOSHANI, J. (Hrsg): Elephants: Majestic Creatures of the Wild, Auflage, Checkmark Books, New York.

SHOSHANI, J. und TASSY, P. (1992): Classifying Elephants. In: SHOSHANI, J. (Hrsg): Elephants: Majestic Creatures of the Wild, Checkmark Books, New York.

SHOSHANI, J. (1998): Understanding proboscidean evolution: a formidable task. Trends Ecol. Evol. **13**, 480-487.

SHOSHANI, J. (2005): Order Proboscidae. In: WILSON, D. E., REEDER, D. M. Hrsg.): A Taxonomic and Geographic Reference. 3. Aufl. 2. Bd. John Hopkins University Press, Baltimore.

SIKES S. K. (1971): The natural history of the African elephant. American Elsevier Publishing Company, Inc., New York.

SINOWATZ, F. (1991): Atmungsorgane. In: RUSSE, I., SINOWATZ, F (Hrsg.): Lehrbuch der Embryologie der Haustiere. Parey, Berlin und Hamburg.

STARCK, D. (1975): Embryologie. 3. Aufl., Thieme, Stuttgart.

STARCK, D. (1979): Die Phylogenese der menschlichen Sprachwerkzeuge als Voraussetzung der Sprachevolution. Zeitschrift für zoologische Systematik und Evolutionsforschung **17**, 249–261.

STOEGER-HORWARTH, A. S., STOEGER, S. SCHWAMMER, H. M., KRATOCHVIL H. (2007): Call repertoire of infant African elephants: first insights into the early vocal ontogeny. J. Acoust. Soc. Am. **121**(6), 3922-31.

TITZE, I. R. (1994): Principles of voice production. Prentic Hall, Englewood Cliffs, New Jersey.

WATSON, M. (1873): Contributions to the anatomy of the Indian elephant, Part III: The head. J. Anat. Physiol. **8**, 85-94.

WENDLER, J., SEIDNER W., EYSHOLDT, UND (2005): Lehrbuch der Phoniatrie und Pädaudiologie, 4. Aufl. Thieme, Stuttgart.

WEISSENGRUBER. G. E., FORSTENPOINTNER, G., PETERS, G., KÜBBER-HEISS, A., FITCH, W. T. (2002): Hyoid apparatus and pharynx in the lion (Panthera leo), jaguar (Panthera onca), tiger (Panthera tigris), cheetah (Acinonyx jubatus) and domestic cat (Felis silvestris f. catus). J. Anat. **201**, 195-209.

WILDEN, I., HERZEL, H., PETERS, G., TEMBROCK, G. (1998): Subharmonics, biphonation, and deterministic chaos in mammal vocalisation. Bioacoustics **9**, 171-196.

WIND, J. (1970): On the phylogeny and the ontogeny of the human larynx. Wolters-Noordhoff, Groningen.

WOLFSON, V. P., LAITMAN, J. T. (1990): Ultrasound investigation of fetal human upper respiratory anatomy. Anat. Rec. **227**, 363–372.

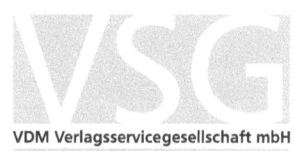

Die VDM Verlagsservicegesellschaft sucht für wissenschaftliche Verlage abgeschlossene und herausragende

Dissertationen, Habilitationen, Diplomarbeiten, Master Theses, Magisterarbeiten usw.

für die kostenlose Publikation als Fachbuch.

Sie verfügen über eine Arbeit, die hohen inhaltlichen und formalen Ansprüchen genügt, und haben Interesse an einer honorarvergüteten Publikation?

Dann senden Sie bitte erste Informationen über sich und Ihre Arbeit per Email an *info@vdm-vsg.de*.

Sie erhalten kurzfristig unser Feedback!

VDM Verlagsservicegesellschaft mbH
Dudweiler Landstr. 99
D - 66123 Saarbrücken

Telefon +49 681 3720 174
Fax +49 681 3720 1749

www.vdm-vsg.de

Die VDM Verlagsservicegesellschaft mbH vertritt

 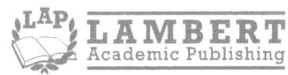 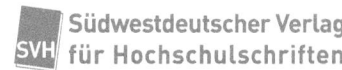

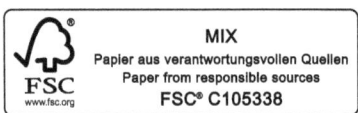

Printed by Books on Demand GmbH, Norderstedt / Germany